综合临床护理指南

李彦丽　钟婷婷　刘文静　主编

汕头大学出版社

图书在版编目（CIP）数据

综合临床护理指南 / 李彦丽，钟婷婷，刘文静主编
. -- 汕头：汕头大学出版社，2022.3
ISBN 978-7-5658-4648-9

Ⅰ．①综… Ⅱ．①李… ②钟… ③刘… Ⅲ．①护理学
—教材 Ⅳ．① R47

中国版本图书馆 CIP 数据核字（2022）第 050583 号

综合临床护理指南
ZONGHE LINCHUANG HULI ZHINAN

主　　编：李彦丽　钟婷婷　刘文静
责任编辑：郭　炜
责任技编：黄东生
封面设计：刘玉洁
出版发行：汕头大学出版社
　　　　　广东省汕头市大学路 243 号汕头大学校园内　邮政编码：515063
电　　话：0754-82904613
印　　刷：廊坊市海涛印刷有限公司
开　　本：710mm×1000mm　1/16
印　　张：7.75
字　　数：120 千字
版　　次：2022 年 3 月第 1 版
印　　次：2023 年 3 月第 1 次印刷
定　　价：80.00 元
ISBN 978-7-5658-4648-9

前　言

　　护理学是医学科学领域中一门自然科学和社会科学相结合的、独立的综合性应用学科，是研究护理现象及其发生发展规律的学科。护理学的任务是预防疾病、促进健康、恢复健康、减轻痛苦。具体地说，就是帮助健康者保持和增进健康；帮助患病者减轻痛苦，增加舒适和恢复健康；帮助伤残者达到最大限度的功能恢复；帮助临终者得以安宁去世。护理学与人类健康密切相关，生老病死是生命过程的自然现象，而人的生老病死离不开医疗和护理。"三分治、七分护"的谚语，说明没有护理不成医疗，反映了人们对护理的需求和重视。现代社会中，护理学作为医学的重要组成部分，其角色和地位更是举足轻重，无论是在医院抢救患者的生命，有效地执行治疗计划，进行专业的生活照顾、人文关怀和心理支持，还是在社区、家庭中对有健康需求的人群进行保健指导、预防疾病，护理学都发挥着越来越重要的作用。随着社会经济的发展、医学技术的进步，以及人民群众对健康和卫生保健需求的日益增长，人们对护理学科的地位有了更新的认识。

　　护理工作是医疗卫生事业的重要组成部分。护理工作体现在临床医学的各个方面，各种临床工作，尤其是一些治疗性工作，都必须通过护理实现和完成。护理工作直接关系到医疗质量，关系到患者的生命安危。护士从事的工作不只是打针发药、生活护理等简单的劳动，而是包括护理学在内的医学工作。例如，护士24小时陪伴在患者身旁，定期巡视病房，在患者病情发生变化时，护士是最早、最快的发现者，特别在护理危重患者时，护士更是第一线的哨兵，护士随时注意着病情的变化，直接掌握着疾病的每一步进展与转归，为医生制定下一步治疗方案提供准确、及时的信息。

　　为适应临床护理工作需要，我们组织有关专家编写了《综合临床护理指南》一书。在该书编写过程中，编者参阅了新近国内外有关临床护理资料，结合自身工作实际，力求做到理论联系实际，尤其突出实用性，旨在为提高各级护理人员的理论和技术操作水平发挥积极作用。

全书共分七章，内容包括：绪论、护理程序、常见急危重症护理及各科疾病护理常规等。临床护理涉及人文社会科学、医学基础、预防保健等，范围较广，内容和要求也不断变化，需要在实际工作中不断完善。限于编者的能力和水平，书中难免存在疏漏之处，敬请读者批评指正。

目　录

第一章 绪 论

护理学作为医学科学领域中一门系统而独立的学科体系，本身具有许多分支学科，并且随着科学和社会的发展，护理学与医学、自然科学和人文社会科学之间相互交叉融合，又不断形成新的边缘学科。为了学好护理学，我们不仅需要学习各分支学科的知识，更需要从整体上来研究护理学的完整体系，认识和掌握护理学的本质和发展规律。

第一节 护理学的定义

一、护理学的定义

我国著名护理学家、南丁格尔奖章获得者王秀瑛指出："护理学属于生命科学范畴，是医药卫生科学的重要组成部分，是在自然科学和社会科学的理论和实践指导下发展起来的一门综合性应用科学。"

目前，世界上对护理学尚没有公认的定义。我国的护理学教科书比较一致地表述护理学的定义：护理学是医学科学领域中一门自然科学和社会科学相结合的独立的综合性应用学科，是研究护理现象及其发生发展规律的学科。护理学的任务是促进健康、预防疾病、恢复健康、减轻痛苦。具体地说，就是帮助健康者保持和增进健康；帮助患病者减轻痛苦，增加舒适和恢复健康；帮助伤残者达到最大限度的功能恢复；帮助临终者得以安宁去世。分析该定义，含有四层意思。首先，指出护理学是医学科学领域中一门独立的学科，比较我国《科学技术辞典》给医学下的定义："医学是旨在保护和加强人类

1

健康、预防疾病和治疗疾病的科学体系和实践活动。"不难看出，护理学的任务是从医学的总体任务出发的，但又有自己特定的内容和范畴。因此，护理学是医学科学领域中一门独立的学科，护理学与临床医学、药学、公共卫生学等学科共同组成医学领域。其次，明确护理学具有自然科学和社会科学的双重属性。护理学的服务对象是人，人与自然科学和社会科学有着密切联系。护理学的学科体系既包含物理学、生物化学、人体解剖学、生理学、药理学、微生物学等自然科学和医学知识，又包含心理学、伦理学、管理学、美学、社会学等社会科学知识。再次，强调护理学是一门具有很强实践性的应用科学，护理学的主要实践内容是临床护理和社区护理，理论研究的目的是更好地指导实践。最后，界定了护理学的任务，以此区别于医学科学领域中的其他学科。

护理学与人类健康密切相关，生老病死是生命过程的自然现象，而人的生老病死离不开医疗和护理。"三分治七分护"的谚语，反映了人们对护理的需求和重视。现代社会中护理学作为医学的重要组成部分，其角色和地位更是举足轻重。无论是在医院抢救患者的生命，有效地执行治疗计划，进行专业的生活照顾、人文关怀和心理支持，还是在社区、家庭中对有健康需求的人群进行保健指导、疾病预防，护理学都发挥着越来越重要的作用。随着社会经济的发展、医学技术的进步，以及人民群众对健康和卫生保健需求的日益增长，人们对护理学科的地位有了更新的认识。机遇和挑战给了护理学科最好的发展契机，21世纪将是护理学大有可为的世纪。

二、护理理念的演进

护理理念的形成和发展深受时代政治、社会、文化及哲学思潮等因素的影响。护理学者奥利维亚·贝维斯（Em Olivia Bevis）在其著作《护理学课程建设的进程》一书中提出，护理理念的发展可分为逐渐演进的四个阶段，即苦行僧主义阶段、浪漫主义阶段、实用主义阶段和具有人文色彩的存在主义阶段。它们在各自阶段不同程度地影响着护理学的发展，对现代护理学产生了深远的影响。

（一）苦行僧主义阶段（1850—1920 年）

苦行僧主义也叫"禁欲主义"，源于早期印度理想主义和柏拉图式的信念，试图通过指出低级欲望是自私的、片面的和有害的，证明自我节制、自我磨炼、拒绝物质和愿意自我牺牲的合理性，从而获得高尚的道德情操。他们不断追求这种生活，以达到更高的精神层次。苦行僧主义深受西方中世纪基督教的影响，将禁欲主义推向了极端。当时的护士受到这种思想的影响，认为照顾患者的工作是需要自我否定的，不该为自己谋福利、争权益，而是应该自我牺牲，全心全意投入工作。

（二）浪漫主义阶段（1921—1940 年）

浪漫主义始于 19 世纪，繁荣于 20 世纪早期，深受文艺复兴的影响，提倡人性，反对神性，主张人生的目的是追求现实生活中的幸福，倡导个性解放，并通过艺术、文学、音乐、建筑等将浪漫主义色彩渗透到人们的生活之中。护理工作理念也不例外地发生了顺应时代发展的转变。此阶段的护理理念认为，护士应具有女性的本质，即温柔、美丽、有依赖性。护士是柔韧与美丽的化身，手持明灯的南丁格尔形象就是护士的美丽化身，护士是"白衣天使"。同时认为护理应从属于医疗，护士是医生的助手，不具有自主权和决策权。

（三）实用主义阶段（1941—1960 年）

实用主义产生于 19 世纪 70 年代的现代哲学派别，创始人是查尔斯·桑德斯·皮尔士（Charles Sanders Santiago Peirce）。实用主义认为，人是对所有事物的评价与衡量者；真理是指能行得通的办法。其特点是关心行动、观念和理论是否能经过实际应用而获得效果，其价值判断是以实际应用及应用后的结果为指标。

第二次世界大战之后，由于大批伤员需要救治，护士严重不足成为现实问题。深受实用主义哲学思潮的影响，护理工作重心是工作的分派和效率，从而产生了实用主义的护理理念。在此理念的影响下，护士先后推出了很多实用性的护理举措，包括创立"功能制护理"和"小组护理"的护理分工方式，以提高工作效率；建立了以"疾病"而不是"人"为中心的工作内容；实施了短期护士培训，支援临床一线护理工作。这些以解决问题为中心的实用措施，在当时护士短缺的情况下，因其工作效率颇高产生了很好的效果。

（四）具有人文色彩的存在主义阶段（1961年至今）

存在主义自称是一种以人为中心、尊重人的个性和自由的哲学，并将这种思想广泛渗透于各种意识形态和生活方式之中。人文主义是指社会价值取向倾向于对人的个性的关怀，注重强调维护人性尊严，提倡宽容，反对暴力，主张自由平等和自我价值体现的一种哲学思潮与世界观。

受具有人文色彩的存在主义哲学思潮的影响，随着护理相关理论的发展，作为服务于人的护理工作理念也由"以疾病为中心"向"以患者为中心"的模式转变，护理从真正意义上开始注重人的完整性和自主性，以及对患者权益的尊重。这一阶段的护理理念认为，护士也同样是一个独立的个体。

护理学发展至今，护理科学有着深刻的内涵和广泛的外延，单纯关注患者的健康问题已不能满足护理工作的需要。为减少医疗纠纷、维护和谐护患关系，护士需培养新的护理思路。如今，护理理念正进行着革新。

三、我国护理理念的发展

19世纪中叶，随着西方医学的传入，我国进入了现代护理学的形成与发展阶段。承袭西方护理理念，我国的护理理念同样经历了苦行僧主义、浪漫主义、实用主义和具有人文色彩的存在主义四个发展阶段。同时，我国的中医学理论也深刻影响着中医护理理念与实践。

中医在漫长的发展过程中一直保持着医、药、护不分家的状态，因而中医的基本理论同样是护理工作的指导思想，我国的传统护理理念也都融合在传统医学思想之中。中医非常重视护理，强调"三分治，七分养"，这里的"养"指的就是护理。从《黄帝内经》到《伤寒杂病论》，从《千金要方》到《本草纲目》，向来都重视"七分养"。

中医在数千年的临床实践中，积累了丰富的诊治疾病和护理患者的经验，并形成了独特的理论体系，其基本特点是整体观和辨证论治。整体观认为，人体是一个有机的整体，人与外界环境密切相关。辨证论治是中医预防、诊治与护理疾病的原则。辨证论治并非单纯的对症治疗与护理，而是在中医理论体系的指导下，运用"望、闻、问、切"等方法获取信息，采用多途径、多靶点、多因素、多方位的整体调节，使人的内外环境之间达到协调平衡。因此，中医防治和护理疾病不仅体现了中医学的整体观念，而且具备辨证论治的原则性和灵活性。

进入 21 世纪，人们对护理的需求发生了巨大的变化，中医护理技术的便捷、安全、有效、低价等特点，被百姓广泛接受。尤其在社区护理、老年护理、临终关怀、家庭护理等领域，中医护理有着不可替代的作用。在我国护理科学发展迅猛的今天，把中医护理的整体观、"天人合一"的自然观和现代护理"以患者为中心"的整体护理理念有机结合，形成具有中国特色的现代护理的新理念，对指导临床护理实践有着非常重要的意义。

第二节　护理学特点及护理实践范围

一、护理学的特点

（一）科学性

护理活动在相当长的历史时期中只是照顾患者的一种简单劳动，从事护理活动的人也无须经过培训。因此，社会带有一种偏见，认为护理缺乏理论和技术，是伺候人的工作，否认护理是科学。现代护理学经过一百多年的发展，借助医学科学进步的巨大成果为理论基础，吸收了心理学、行为科学、社会学的理论和研究成果，形成了系统的护理理论和技术规范，并不断通过护理研究充实和完善护理学科。

（二）实践性

护理学是人类在长期与疾病斗争的实践中发展起来的科学理论和技术体系，护理的功能就是通过护理实践来满足人们的健康需要，帮助患者恢复健康，帮助健康人促进健康。因此，护理学是知识体系，更是实践活动。

（三）艺术性

护理的对象是人，人兼有自然和社会的双重属性。因此，护理学既要研究人的生物属性和结构，又要关注人的心理和社会属性。对于人的生理、心理和社会活动的整体本质的理解，需要从科学和艺术结合的角度去研究。在临床护理工作中，护理对象的需要是非常复杂的，如何运用护理理论、护理技术创造性地满足护理对象各种各样的需要是护理艺术性的体现。

（四）服务性

护理活动的社会价值具有照顾、帮助和人道的内涵，护理作为医疗卫生保健服务的一部分，当然更是一种社会服务。护士与护理对象之间存在一种服务和被服务的关系，护理对象有权利得到最好的护理服务，护士有责任提供使护理对象满意的专业服务。

二、护理实践的范围

护理实践的范围按工作性质可以分为临床护理、社区保健护理、护理管理、护理教育和护理研究五大类。

（一）临床护理

临床护理是护理实践的主要部分，护理的工作场所在医院，护理的对象是患者。临床护理包括基础护理和专科护理。

（二）社区保健管理

社区保健护理的对象是社区居民、家庭，以及老人院、学校、厂矿等社会团体，是将公共卫生学和护理学的知识、技能相结合，开展疾病预防、妇幼保健、家庭康复护理、健康教育、健康咨询、预防接种和防疫隔离等工作。社区保健护理的目的是提高社区整个人群的健康水平。

（三）护理管理

护理管理是运用管理学的理论和方法，对临床护理和社区保健护理等护理实践中的诸要素——人、物、财、时间和信息进行科学的计划、组织和控制，以提高护理的效率和质量。

（四）护理教育

护理教育是以护理学和教育学理论为基础，有目的地培养护理人才，以适应医疗卫生服务和医学、护理学科学技术发展的需要。护理教育分为基础护理教育、毕业后护理教育和继续护理教育三大类。

（五）护理研究

护理研究是用科学的方法探索未知，回答和解决护理领域的问题，直接或间接指导护理实践。护理研究是促进护理学科发展的重要途径，通过开展护理理论的研究、护理技术的提高和改进、护理设备的革新等活动，推动护理理念、护理理论、护理知识和技术的进步。

第三节　护理工作模式

护理工作的完成实际上是由一定数量的护理人员组成的工作团队，利用所提供的物质资源，按照一定的分配原则和工作程序实现的。其中，合理的工作分配和组织原则是影响护理质量的重要因素之一。护理工作模式是一种为了满足护理对象的护理要求、提高护理工作质量和效率、根据护理人员的工作能力和数量设计出来的不同结构的工作分配方式。不同的历史时期、不同的社会文化背景，受不同护理理念的影响及工作环境、工作条件等的限制，相继出现了不同的护理工作模式。

一、个案护理

个案护理是一种护士与患者一对一的护理工作方式，是由专人负责实施的个性化的护理。此种工作模式适用于需特殊护理的患者，如大手术后、监护病房的患者等，一般由经验较为丰富的高年资护士承担，每个人专门护理1~2名患者，负责当班时患者的全部护理工作。

二、功能制护理

功能制护理最早受工业流水线生产的启发，以及以疾病为中心的医疗模式的影响，形成于20世纪30年代。功能制护理是以工作任务为中心进行岗位分工的流水作业式护理方式。护士长按照护理工作的内容分配护士，每1~2名护士负责其中一个特定任务，如处理医嘱、生活护理、给药、治疗、外勤等，各班护士相互配合，共同完成患者所需的全部护理，护士长负责监督所有工作。

三、小组护理

为了更好地满足患者的服务需要，激发护士工作的积极性，提高护理服务的质量，20世纪50年代小组护理模式开始在西方国家形成。

小组护理是将护士分成小组，每组由一位有经验的护士任组长，小组一般由3~5名不同级别的护士负责10~15位患者的护理，即由小组长负责，小组成员间分工合作，通过共同参与制订护理计划和实施护理措施完成护理任务。

四、责任制护理

随着专业护理人员的增加，受教育层次的不断提高，以及"以患者为中心"的整体护理理念的提出等，护士希望能更多地接触患者，为患者提供更直接的护理。正是在这种背景下，1968 年美国明尼苏达大学医学中心，在玛丽·曼蒂（Marie Manthey）的指导下提出了全责护理的概念。1973 年，圣路克医学中心等在相关研究的基础上提出了责任制护理工作模式。该模式的主要目的是使护理人员能够有更多的时间和精力直接接触和照顾患者，使患者的护理具有连续性和整体性。

责任制护理是受"生物—心理—社会"医学模式的影响，在整体护理理念的指导下产生的一种临床护理工作模式。责任制护理是由具有一定临床经验的护理人员作为责任护士，每个患者从入院到出院都由责任护士负责，要求责任护士对其所负责的患者做到 8 小时在班，24 小时负责。这种工作模式与每个患者都有自己的主管医生的形式类似。责任制护理强调"以患者为中心"，以护理程序为手段，对患者的身心实施全面的、有计划的整体护理。

责任制护理可以说是一种较为理想的护理工作模式，但由于对护理人员的水平要求较高，加之需要有足够的人员配置，医院的护理人力资源存在一定的困难，长期以来未能在我国全面推广。

针对目前我国大多数医院实施的是功能制护理工作模式的状况，为进一步加强我国的临床护理工作，改善护理服务质量，原卫生部于 2010 年 1 月在南京召开的全国护理工作会议上发布了《2010 年"优质护理服务示范工程"活动方案》，提出了对护理工作模式的改革意见。

2010 年 2 月，优质护理服务工程活动在全国各省选出的试点医院、试点病房中全面开展，以改革护士分工排班模式，落实责任制护理。

第二章 护理程序

护理工作与人们的健康息息相关，要想提供科学、有效的健康服务，面对人们各种复杂的健康问题，需要有一套科学的、系统的解决问题的方法。因此，在现代医学模式和护理学发展到一定阶段后，在新的护理理论基础上产生了一种系统而科学地安排护理活动的工作方法，即护理程序。护理程序是护理专业独立性和科学性的体现。

第一节 护理程序概述

一、护理程序的概念

程序是指一系列朝向某个特定目标的步骤或行动。护理程序是一种有计划、系统而科学的护理工作方法。其目的是确认和解决护理对象对现存或潜在健康问题的反应。护理程序同时也是一个综合、动态、决策和反馈性的思维与实践过程。

二、护理程序的理论基础

在运用护理程序的过程中需要以多种理论为基础，其中包括系统论、信息论、控制论等，并以心理学、行为学等护理相关学科的理论和现代护理理念为指导。这些理论相互联系、相互支持，共同为护理程序提供理论上的支持，并且在护理程序实施的过程中发挥指导作用。

三、护理程序的基本步骤及其相互关系

护理程序由评估、诊断、计划、实施和评价五个步骤组成。

（一）护理评估

护理评估是护理程序的第一步，是运用各种方法和途径收集、整理、核实、分析、记录、评价有关护理对象健康状况资料的过程。

（二）护理诊断

护理诊断是对评估获得的资料进行分析，以确认护理对象存在的健康问题。

（三）护理计划

针对提出的护理诊断，科学、规范地制订护理计划，包括排列护理诊断的次序、确定预期目标、制定相应的护理措施并将其成文。

（四）护理实施

护理实施是落实护理计划，有组织、有步骤地为护理对象提供具体护理措施的过程。

（五）护理评价

评价护理活动的成效，也就是将护理对象健康变化情况与预期目标做比较，确定达标程度、分析原因、决定是否修改护理计划、继续或终止护理程序。

护理程序虽然看似是五个各自独立的步骤，实际上这五个步骤是相互联系、相互依存的，是一个循环往复的过程。护理程序的任何一个步骤出现问题，都将影响其他步骤的有效进行。

四、护理程序对护理专业的意义

（一）对护理对象的意义

应用护理程序强调以护理对象为中心，从简单的生活护理发展到心理、社会护理，全方位关照人类的健康，提供更系统、更全面、个体化、高质量的健康照顾。护理对象也可以通过参与健康护理活动，增进维护自身健康的意识和技能，从而保证护理对象能够享受高水平的护理服务。

（二）对护士的意义

护理程序使护理工作摆脱了过去多年来被动、盲目地执行医嘱的局面，培养了护士独立发现问题、解决问题的能力，也可以通过不断的反馈提高业务水平。此外，护理程序要求护士不断与护理对象、家属及其他医务人员接触与交流，从而增强了护士的人际沟通及交往能力。

第二节　护理评估

护理评估是护理程序的第一步，是护士有目的、有计划、系统地收集护理对象的资料并对资料加以整理的过程。评估的主要目的是建立护理对象现存或潜在的健康问题的基础资料。护理评估是护理过程的基础与核心部分，评估时收集的资料是否可靠、全面，将直接影响护理诊断和护理计划的准确性。

护理评估是一个连续进行的动态过程。一般来说，护理对象入院时需对其进行全面系统的综合评估。此后，护士应利用每次与护理对象接触的机会随时收集有关护理对象的反应和病情变化的资料，以便及时发现问题，修改和补充护理计划。可以说，护理评估贯穿于护理工作的始终，贯穿于护理程序的全过程。护理评估包括收集资料和整理资料。

一、收集资料

收集资料是一个收集有关护理对象健康状态相关信息的过程，护理程序的所有步骤都依赖于资料的收集。因此，收集资料是关键的一步，直接关系整个护理计划的准确性。若收集的资料不完善或不准确，将导致诊断不准确、计划有误、措施不当甚至有害。此外，收集资料必须从整体护理的观念出发，资料不仅要涉及护理对象的身体状况，还应包括心理、社会、文化和经济等方面。

二、整理资料

整理资料是将收集到的资料进行核实、整理分类、分析和记录的过程。

（一）核实资料

核实资料是指对一些不清楚或有疑点的资料重新调查、确认，补充新资料，以保证所收集到的资料是真实、准确的。核实资料十分重要，因为未经核实的资料可能会有错误、偏差或相互间有冲突，从而导致护理计划制订不合理。

（二）整理分类

通过收集资料，获得了大量有关护理对象健康状况的资料。资料内容纷繁复杂，涉及各个方面，因此需要采用适当的方法分类整理，以便于护士对资料进行分析和查找，并且可以避免资料的遗漏。

（三）分析资料

将资料收集、核实、组织后就应对整理好的资料进行分析，以找出异常，发现问题，为护理诊断做好准备工作。

（四）记录资料

记录资料是护理评估的最后阶段。目前，资料的记录一般无统一格式，可以根据资料的分类方法，结合各医院、各病区的特点自行设计可以反映本病区患者特点的评估表。

第三节　护理诊断

护理诊断是护理程序的第二步，是护士在评估的基础上运用评判性思维对所收集的健康资料进行分析并做出判断，从而确定护理对象的健康问题及引起健康问题的原因。

护理诊断首先于 1953 年由弗吉尼亚·福莱（Virginia Fry）在其论著中提出。她指出，欲使护理专业得到发展，首要的工作是进行护理诊断，制订个体化的护理计划。该思想在当时未受到充分重视。直至 1973 年美国的全国护理诊断分类组在密苏里州的圣路易斯市召开第一次会议，才正式将护理诊断纳入护理程序，并开始在护理实践中使用护理诊断，同时决定每两年召开一次会议，制订和修改护理诊断。1982 年 4 月召开的第五次会议因有加拿大代表参加而改名为北美护理诊断协会，至 2011 年护理诊断分类系统（NANDA）已修订确定了 201 个护理诊断。我国原卫生部护理中心于 1995 年 9 月在黄山召开第一次护理诊断研讨会，目前我国医院中使用的是 NANDA 中定义的护理诊断名称。

一、护理诊断概述

护理诊断是关于个人、家庭、社区对现存的或潜在的健康问题或生命过程所产生的反应的一种临床判断，是护士为达到护理的预期结果而选择护理措施的基础，这些预期结果应是护理职责范围能够达到的。从护理诊断的定义可以看出：①护理诊断描述的是人类的健康问题或生命过程的反应，而非护理需要和护理措施；②护理诊断涉及与人的生命有关的生理、心理、社会文化、发展和精神等各个方面的问题；③护理诊断所描述的人类健康问题，必须在护理工作范围之内，是能够通过护理职能缓解或解决的问题；④护理诊断所描述的人类健康问题，不仅包括已经存在的问题，还包括潜在的和可能的问题。

二、护理诊断的组成部分

《护理诊断手册》中提出，每个护理诊断基本上由四部分组成，即诊断的名称、定义、诊断依据及相关因素或危险因素。

（一）名称

名称即问题陈述部分，是对护理对象的健康状态或疾病产生反应的概括性描述，常用受损、增加、减少、无效、缺乏、紊乱、功能障碍、过多、增强的趋势等特定描述语，如"皮肤完整性受损""清理呼吸道无效""排尿障碍""有增强睡眠的趋势"等。

（二）定义

定义是对护理诊断的一种清晰、精确的描述，并以此与其他护理诊断相区别。NANDA 批准使用的每个护理诊断名称都有相应的定义，用定义的方式确定每个护理诊断的特性。因此，护士在使用诊断名称时，应首先仔细了解其定义的内涵。例如："气体交换受损"这个护理诊断的定义为个体经受肺泡与微血管之间的气体（氧与二氧化碳）交换减低的状态；"便秘"这个护理诊断的定义为个体处于一种正常排便习惯发生改变的状态，其特征为排便次数减少和（或）排出干、硬粪便。

（三）诊断依据

诊断依据是对护理诊断具体特征的详细阐述，是做出该诊断的临床判断标准。诊断依据常常是护理对象所具有的一组症状和体征及相关病史等。对于潜在的护理诊断，其诊断依据则是存在危险因素。根据诊断依据在特定诊断中的重要程度可将其分为主要依据和次要依据。

（四）相关因素或危险因素

相关因素是指使护理诊断成立和维持的原因或情境。现存的和健康的护理诊断有相关因素，潜在的护理诊断则为危险因素。危险因素是指增加个体、家庭、社区对某一护理问题易患性的因素，如生理、心理、遗传、化学因素及不健康的环境因素等。

相关因素和危险因素可以来自疾病方面、治疗方面、心理方面、情境方面和发展方面。一般情况下，某一护理诊断的相关因素或危险因素往往不只来自一个方面，可以涉及多个方面。总之，某一护理诊断可以有很多相关因素，明确诊断的相关因素和危险因素对有针对性地制定解决问题的措施是十分必要的。

三、护理诊断的陈述方式

护理诊断主要有以下三种陈述方式。

（一）三部分陈述

三部分陈述即 PES 公式，具有 P、E、S 三个部分，多用于现存的护理诊断。
P——问题（problem），即护理诊断的名称。
E——病因（etiology），即相关因素。
S——症状和体征（symptom and sign），即问题的具体表现，也包括实验室和仪器检查结果。

（二）两部分陈述

两部分陈述即 PE 公式，只有护理诊断名称和相关因素，没有临床表现。两部分陈述多用于潜在的护理诊断，因症状和体征目前尚未发生，因此没有 S，只有 P、E。

（三）一部分陈述

一部分陈述即只有 P，这种陈述方式用于健康的护理诊断。例如，有增强精神健康的趋势（P）。

四、护理诊断与合作性问题及医疗诊断的区别

（一）合作性问题——潜在并发症

临床护理实践是一个不断变化的、复杂的过程，在临床工作中护士常遇到一些情况和面临一些问题，而这些情况和问题无法完全包含在NANDA 中，但确实需要护理提供干预。因此，1983 年琳达·尤亚尔·卡本尼图-莫耶特（Lynda Juall Carpenito-Moyet）提出了"合作性问题"这个概念。她把护士需要解决的问题分为两大类：一类是经护士直接采取措施就可以解决的，属于护理诊断；另一类是要与其他医务人员尤其是医生，共同合作解决的，这部分属于合作性问题。

（二）护理诊断与合作性问题的区别

护理诊断与合作性问题的区别在于：对于前者护士需要做出一定处理以求达到预期的结果，是护士独立采取措施能够解决的问题；对于后者则需要医生、护士共同干预，处理的决定来自护理和医疗双方面。处理合作性问题的护理措施较为单一，重点在于监测（见表 2-1）。

表 2-1　护理诊断与合作性问题的区别表

项　目	护理诊断	合作性问题
职责范围	在护理职责范围内	—
护理功能	独立性护理功能，是护士独立采取措施能够解决的问题	合作性护理功能，护士的工作重点主要为监测
举例	活动无耐力：与心排血量减少有关	潜在并发症：充血性心力衰竭

（三）医疗诊断与护理诊断的区别

明确医疗诊断与护理诊断的区别十分重要，因为这关系到如何确定各自的工作范畴和应负的法律责任。医疗诊断是医生使用的名词，用于确定一个

具体疾病或病理状态，侧重点在于对患者的健康状态及疾病的本质做出判断，特别是要对疾病做出病因学诊断、病理解剖诊断和病理生理诊断。护理诊断是护士使用的名词，用于判断个体和人群对健康状态、健康问题的综合反应，这种反应可以是已经存在的，也可以是由于某些危险因素的存在使发生的可能性增加。每个患者的医疗诊断数目较少且在疾病发展过程中相对稳定，而护理诊断数目较多，并可随着患者病情发展的不同阶段和不同反应而随时发生变化。二者的主要区别如表2-2所示。

表2-2　医疗诊断与护理诊断的区别表

项　目	医疗诊断	护理诊断
临床判断对象	对个体病理、生理变化的一种临床判断	对个体、家庭、社会的健康问题或生命过程反应的一种临床判断
描述的内容	描述的是一种疾病	描述的是个体对健康问题的反应
职责范围	在医疗职责范围内进行	在护理职责范围内进行
适应范围	适用于个体的疾病	适用于个体、家庭、社会的健康问题
决策者	医生	护士
数目	较少	往往有多个
是否变化	一旦确诊则不会改变	随病程的变化而改变

五、书写护理诊断的注意事项

（一）使用统一的护理诊断名称

书写护理诊断应使用 NANDA 认可的护理诊断名称，不要随意编造护理诊断，这样有利于护士之间的交流与探讨，有利于与国际接轨，有利于护理教学的规范。

（二）护理诊断和健康问题一一对应

一个护理诊断只能针对一个健康问题，并且应规范化。而一个护理对象可有多个护理诊断，并随病情发展而变化。

（三）贯彻整体护理观念

在考虑护理对象存在的健康问题时应全面，应包括生理、心理、社会各方面。列出的护理诊断名称、诊断依据和相关因素或危险因素都应该体现整体护理的观念。

（四）明确找出每一个护理诊断的相关因素

相关因素往往是造成问题的最直接原因，也是制定护理措施的关键。对于相关因素的陈述，一般应使用"与……有关"的陈述方式。

（五）有关"知识缺乏"这一护理诊断的陈述

"知识缺乏"在陈述上有其特殊之处，是针对护理对象具体缺乏的知识进行陈述，应为"知识缺乏：缺乏……方面的知识"，而不使用"与……有关"的陈述方式。

（六）护理诊断用词应恰当

在书写护理诊断时，要避免使用易引起法律纠纷的词句，如"皮肤完整性受损：与护士未定时给患者翻身有关""有受伤的危险：与护士未加床挡有关"。

护理诊断对于临床护理、护理研究、护理教育及护理管理都非常重要和必要。然而，由于护理诊断尚处于发展阶段，目前 NANDA 所认可的护理诊断并不能覆盖所有的护理执业场所；个别诊断的名称、定义及相关因素或危险因素的陈述也不够清晰、准确，使得使用者无法完全了解其含义，故 NANDA 的护理诊断本身尚需进一步修订和完善。

此外，由于东西方文化的差异，目前 NANDA 的个别护理诊断并不完全适用于我国。如何尽快制定出更加完善且适合我国的护理诊断，是护理工作者的一项重要工作。

第四节 护理计划

制订护理计划是护理程序的第三步，是以护理诊断为依据，系统地拟定护理措施的过程。其目的是要确定护理对象的护理重点，明确预期目标，提供护理评价标准，设计护理措施的实施方案。一个全面的、具体的护理计划能充分体现出护理工作的组织性和科学性。

护士为护理对象做出护理诊断后，就需要根据护理诊断制订护理计划，以预防、减缓或消除健康问题。制订护理计划的过程包括：排列护理诊断的优先顺序、制定预期目标、制定护理措施和护理计划成文。

一、排列护理诊断的优先顺序

一般情况下，护理对象可以存在多个护理问题，即有多个护理诊断及合作性问题。在实际工作中需要确定解决问题的优先顺序，因而需要对这些护理诊断及合作性问题进行排序，然后根据问题的轻、重、缓、急，合理地安排护理工作，以便护士有条不紊地采取护理行动。

（一）护理诊断的优先顺序分类

在对护理诊断进行排序时，要考虑到护理诊断的紧迫性和重要性，把对护理对象生命和健康威胁最大的问题放在首位，其他的依次排列。一般根据对生命活动的影响程度将护理诊断分为首优问题、中优问题和次优问题三类。

（二）排列护理诊断时的注意事项

（1）按照需要层次理论进行排列。按照马斯洛需要层次论，生理需要未满足的问题首先解决，在各种生理需要中，护士应把对护理对象生命构成威胁的生理需要作为首优问题，如对氧气的需要优先于对水的需要，对水的需要优先于对食物的需要。

（2）注重护理对象的主观感受。在考虑基本需要层次的同时，也应考虑护理对象的需求，尊重护理对象的选择。因为护理对象对自己的需求，特别是较高层次的需求最清楚，也最具发言权，所以排序时在参照基本需要层次的同时，在与治疗、护理方案不冲突的情况下，应尽可能尊重患者的意见，使护患双方对护理诊断的排列顺序达成共识。

（3）分析和判断护理诊断之间的关系。在决定诊断的先后顺序时，应分析护理诊断之间是否存在相互关系及相互关系的性质，以便先解决问题产生的原因，再解决问题的后果，即如果问题 A 是构成问题 B 的相关因素，则应先解决问题 A。

（4）护理诊断顺序的可变性。护理诊断的先后顺序并不是固定不变的，是随着疾病的进展、病情及患者反应的变化而发生变化的。因此，护士应该充分运用评判性思维的方法，创造性地进行工作。

（5）"潜在的护理诊断"和"潜在并发症"排序。这两类问题虽然目前没有发生，但并不意味着不重要，有时它们常常被列为首优问题而需立即采取措施或密切监测。因此，护士应根据理论知识和临床经验对潜在的问题进行全面评估。

（6）科学地安排和解决护理问题。对于护理诊断的排序，并不意味着只有在前一个护理问题被完全解决之后，才能开始解决下一个护理问题。在临床实际工作中，护士可以同时解决几个问题，但其护理重点及主要精力还应放在需要优先解决的问题上。

二、制定预期目标

预期目标是护理计划中很重要的部分，每一个护理诊断都要有相应的目标。设置目标可以明确护理工作的方向，指导护士为达到目标中期望的结果去设计护理措施，并且可以把目标作为评价标准对护理效果进行评价。

（一）目标的含义

目标是护士期望护理对象在接受护理后在功能、认知、行为及情感（或感觉）方面的改变。

每一个护理诊断可同时包括功能、认知、行为、情感（或感觉）方面的多个目标。如"便秘：与痔疮致排便疼痛有关"，目标可以为患者能够做到以下几点：①说出导致便秘的相关因素；②学会减轻排便时疼痛的方法；③自诉在排便时疼痛减轻；④每1～2天排便1次。

（二）目标的种类

目标可以分为短期目标和长期目标。

1.短期目标

短期目标，又称"近期目标"，是指在相对较短的时间内（几小时或几天，通常少于1周）要达到的目标，适合于住院时间较短、病情变化较快的患者。如"3天后，患者能在他人搀扶下行走10 m""24小时后患者学会注射胰岛素"等。

2.长期目标

长期目标，又称"远期目标"，是指需要相对较长时间（数周、数月）才能实现的目标。它需要护士针对一个长期存在的问题采取连续的护理措施，常用于出院患者和患有慢性疾病住家庭病床或康复机构的患者。

长期目标往往需要制定一系列短期目标才能实现。一系列短期目标的实现不仅可以使护士分清各阶段的工作任务，也可因短期目标的逐步实现而增强护理对象实现长期目标的信心。

（三）书写护理目标时的注意事项

（1）目标应以护理对象为中心。目标陈述的应是护理对象的行为，说明护理对象将要做什么、怎么做、什么时候做、做到什么程度，而不是描述护士的行为或护士采取的护理措施。

（2）目标要有明确的针对性。一个目标只能针对一个护理诊断，即与护理诊断的问题或相关因素相对应，当目标达到后，护理对象的该问题应得到解决或预防。

（3）一个预期目标中只能出现一个行为动词。如果一个预期目标中包含多个行为动词，则不便于工作结束时的评价。遇到这样的情况，可以分别设置几个预期目标，以保证每个目标中只有一个行为动词。

（4）目标必须具有现实性、可行性。目标主体行为、行为条件、完成期限等的设定不仅要考虑临床的实际条件、护理的专业能力，还要考虑护理对象的身体和心理状况、智力水平、既往经历及经济条件等，要在护理对象能力可及的范围内。

（5）目标必须是可测量、可评价的。行为标准应尽量具体，避免使用"增加""了解""正常"等含糊、不明确的词句，因为不同的护士对其理解可能不同，而且不方便护士进行观察、测量和评价。

（6）目标不应超出护理范围。目标应是护理范围内通过护理措施可以达到的。

（7）目标应由护士和护理对象共同制定。应让护理对象参与目标的制定，这样可使护理对象认识到自己的健康不仅是医务人员的责任，也是自身的责任，使其主观上愿意积极配合护士，护患双方共同努力以保证目标的实现。

（8）关于潜在并发症的目标。潜在并发症是合作性问题，仅仅通过护理措施往往无法阻止其发生。因此，护士的主要责任在于监测并发症的发生及发展。

三、制定护理措施

护理措施描述的是护士为帮助护理对象达到预定目标所需采取的具体方法。护理措施的制定是以护理诊断所陈述的相关因素为基础，结合评估所获得的护理对象的具体情况，运用专业知识和经验做出决策的过程。

（一）护理措施的类型

1.独立的护理措施

独立的护理措施是指不依赖医生的医嘱，护士能够独立提出和采取的措施。如患者长期卧床有导致"皮肤完整性受损的危险"，护士采取定时为患者翻身、按摩皮肤、在容易发生压疮的部位放置气圈垫等措施，以预防压疮的发生。

2.合作性的护理措施

合作性的护理措施要求护士与其他医务人员合作。如患者出现"营养失调：高于机体需要量"的问题时，护士为帮助患者恢复理想体重，应与营养师或运动医学专家协商、讨论并听取他们的意见和建议，根据具体情况制定护理措施。

3.依赖性的护理措施

依赖性的护理措施即执行医嘱的措施，给药、输液、诊断、治疗、膳食等均为医生开具处方或监管的范围。

（二）制定护理措施时的注意事项

（1）护理措施应该有针对性。制定护理措施的目的是实现预定的目标，因此应针对目标制定。护理措施还应针对护理诊断的相关因素制定，否则即使护理措施没有错误，也无法促使目标实现。

（2）护理措施应切实可行。制定护理措施时需考虑护理对象的具体情况、设施、设备情况以及护士的构成情况。

（3）护理措施不应与其他医务人员的措施相矛盾。制定护理措施时应参阅医嘱和有关病历记录，意见不同时应与医生或其他保健人员一起协商，达成共识。如果护理措施与医疗计划相互矛盾，则容易使患者不知所措，并产生不信任感。

（4）护理措施应具体、有指导性。只有护理措施具体、有指导性，才能使护士和护理对象均能准确、容易地执行措施。

（5）护理措施应有科学依据。每项护理措施都应有措施依据，它来自自然科学、行为科学、人文科学的知识，禁止将没有科学依据的措施用于护理对象。

（6）护理措施要保证护理对象的安全。在任何情况下，护士在为护理对象提供护理的过程中，应始终把护理对象的安全放在首要位置。

（7）鼓励护理对象参与制定。在制定护理措施的过程中，允许护理对象或家属参与，使其乐于接受与配合护理活动，以保证护理措施达到最佳效果。

四、护理计划成文

护理计划成文是将护理诊断、预期目标、护理措施以一定的格式记录下来。完整的护理病历和护理计划是对护理对象的问题做出诊断和处理的记录，体现出护理对象病情发展情况，也是护士之间及护士与其他医务人员之间相互交流信息资料的工具。它们作为正式文件，是病历中重要的一部分，有利于总结护理临床实践的经验和教训。护理计划具体的书写格式多种多样，不同的医院有各自具体的条件和要求，不同的科室、病房有各自的特点，下面介绍两种护理计划的书写格式。

（一）个体化的护理计划

针对护理对象的具体情况，做出个体化的护理诊断、目标和措施。这种护理计划是护士根据患者的具体资料制定的个体化方案，针对性较好。缺点是需要花费较多时间书写。

（二）标准护理计划

为了缩短书写时间，减轻护士的工作负担，护理专家针对常见病和多发病的常见护理诊断，制定了相应的护理目标和护理措施，并用统一的形式书写，形成了标准护理计划（见表2-3）。

表 2-3　循环内科心力衰竭患者标准护理计划表

护理诊断	预期目标	护理措施
体液过多：与右心室充盈增加、静脉淤血有关	患者水肿部位皮肤完整、无感染	①记录 24 小时尿量或出入量，急性期需每小时记录 1 次； ②教会患者计算和记录液体出入量，指导其每日液体入量=前 1 天出量+500 mL； ③指导患者每日摄盐 2～3 g（相当于可乐瓶盖一半），进食低钠饮食（含钠多的食物除咸味食品外，还包括发面食品、罐头食品、熟食和含味精的食物等）； ④遵医嘱给予利尿剂，注意观察利尿治疗的副作用，如乏力、低血钾、低血钠、肌痉挛、低血容量、直立性低血压、代谢性碱中毒，并指导患者遵医嘱补钾； ⑤肢体水肿者，抬高患肢促进静脉回流； ⑥避免刺激水肿部位皮肤，保持皮肤完整性的措施，如床单清洁、干燥、避免患者搔抓皮肤，变换体位时避免推、拖、拉而擦破皮肤
活动无耐力：与心排血量下降，氧供需失调有关	患者活动时心率、血压正常，无不适感	①评估和记录患者对所有活动的耐受水平，患者活动过程中有无心悸、气急、头晕、大汗及疼痛等出现； ②制订合适的活动计划，包括活动量与范围； ③在患者活动耐力范围内，鼓励患者自理； ④日常用品置于患者容易取放的位置； ⑤指导患者正确掌握活动与休息的界限，以出现气急、头晕、胸痛或 P（脉搏频率）、R（呼吸频率）较活动前加快 10%作为停止活动的指征； ⑥提供并指导患者使用便于活动又保证安全的设施，如床挡、扶手、拐杖等； ⑦活动耐力增强时及时鼓励
知识缺乏：缺乏预防心力衰竭的知识	①患者、家属能复述心力衰竭常见诱因及其预防方法；②患者、家属能复述所用药物的用法、剂量、作用与副作用	①评估患者和家属对预防心力衰竭相关知识的了解程度； ②讲解预防心力衰竭的重要性； ③讲解引起心力衰竭的诱因； ④指导患者掌握心力衰竭的预防方法： 　a.情绪控制方法；b.注意休息与适当运动；c.低盐饮食；d.预防感冒； ⑤指导患者遵医嘱服药，讲解所用药物的剂量、用法、作用、副作用与储存方法，说明擅自停药和加大或减少剂量的危害性，必要时提供详细的药物书面材料； ⑥指导患者和家属正确识别需要就诊的症状、体征

这种护理计划单克服了第一种的不足，不仅可减少护士的书写时间，减轻其工作负担，又能便利、快捷且较为全面地做出书面护理计划，有利于护士之间的沟通，较适合临床实际。但是由于标准化护理计划并非针对某个具体护理对象而制订，易导致护士只顾按标准施护，而忽视患者的个性化护理。

在临床工作中，护士在做护理计划时最好不要急于照搬标准化护理计划，而应该以标准化护理计划为基本框架，根据患者的具体情况，经过评判性思维，做出全面的判断。对标准护理计划中未包括的内容，可在相应的位置上补充患者特殊的护理诊断、预期目标和护理措施，同时删除不适合患者的部分。这样既发挥了标准化护理计划的优点，又可以为护理对象提供个性化的护理。

第五节　护理实施

护理实施是护理程序的第四个步骤，是护士为达成预期结果而将计划中的内容付诸行动的过程，是落实护理计划的过程。护理实施可以解决护理问题，并可以验证护理措施是否切实可行。实施护理措施不仅要求护士具备丰富的专业知识，还要具备熟练的操作技能和良好的人际沟通能力，这样才能保证护理计划协调进行，保证护理对象得到高质量的护理。

一般来讲，护理实施应发生于护理计划完成之后，包括实施前的准备、实施和实施后的记录三个部分。但在某些特殊情况下，如遇到急诊患者或病情突然变化的住院患者，护士只能先在头脑中迅速形成一个初步的护理计划，并立即采取紧急救护措施，事后再补上完整的护理计划。

一、实施前的准备

实施前的准备阶段要求护士思考与实施有关的几个问题，即解决问题的五个"w"。

（一）做什么（what）

回顾自己制订好的护理计划，保证计划的内容是合适的、科学的和安全的，与护理对象目前情况相符合，必要时检查和修改护理计划。然后，组织所要实施的护理措施。

（二）谁去做（who）

确定某些护理措施是由护工做还是由护士做，是一个护士做还是多个护士做。如护士要为处于昏迷状态、体形肥胖的患者更换体位时，就需要其他人员的帮助。当患者病情加重或需要特殊治疗、护理时，也需要其他人员的帮助。

（三）怎样做（how）

实施时将使用什么技术或技巧，如果需用到技术操作或仪器操作，则应将操作步骤回顾一下。若护士对某项知识或技能不熟悉，必须查阅资料或请教他人，以弥补自己该方面的不足。

（四）何时做（when）

选择执行护理措施的时机，护士应根据护理对象的情况、医疗上的需要等多方面因素选择执行护理措施的时机。如有关护理对象健康教育应选择在护理对象情绪稳定、身体状况良好且与其他医疗或护理措施无冲突时进行。

（五）何地做（where）

确定实施护理措施的场所也是十分必要的，对于涉及护理对象隐私的操作或谈话，应注意选择较隐蔽且不被干扰的场所。

二、实施

实施阶段是护士运用操作技术、沟通技巧、观察能力、合作能力和应变能力去执行护理措施的过程。护理学是一门实践性应用学科。护士在实施护理措施的过程中不仅能使护理问题得到解决，同时也能使护士自身的能力不断得到提高，积累实践经验，并有利于护士和护理对象之间建立良好的关系。

三、实施后的记录

（一）记录的要求

（1）护理记录要及时、准确、可靠地反映护理对象的健康问题及其进展状况。

（2）描述要简明扼要、突出重点，体现动态性和连续性。

（3）记录要客观具体，避免使用含糊、不明确的词句，以免引起歧义。

（二）记录的方式

文字描述、填表或在相应项目上打"√"的方式。目前各地没有统一规定，比较常用的是采用 PIO 的方式记录护理活动。

1.P（problem，问题）

P 是指护理诊断/合作性问题。应注意记录提出问题的日期和时间。

2.I（intervention，措施）

I 是针对护理对象出现的问题所进行的护理活动，记录中应遵循"做了什么就记什么"的原则。

3.O（outcome，结果）

O 是对问题处理后按预期结果或病情观察规律进行评价反馈后的记录，并标明记录日期和时间。

第六节 护理评价

护理评价是将护理对象的健康状态与护理计划中的预期目标进行比较，并对执行护理程序的效果、质量做出评定的过程。虽然它是护理程序的最后一步，但这并不意味着护理程序的结束，通过评价可以发现新问题，做出新的诊断和计划，或对以往的方案进行修改，从而使护理程序循环往复地进行下去。

一、评价的方式与内容

（一）评价方式

护理评价方式包括以下三种：①护士自我评价；②护士长的检查评价；③护理查房。

（二）评价内容

1.护理过程的评价

护理过程的评价就是检查护士的护理活动过程是否符合护理程序的要求，如各种护理操作的过程、与护理对象的沟通情况、健康教育的组织开展过程等。

2.护理效果的评价

护理效果是评价中最重要的部分，护理效果的评价的核心内容是评价护理对象的行为和身心健康状况的改善是否达到预期目标。

二、评价的步骤

（一）收集资料

为评价预期目标是否达到，护士需要收集有关护理对象目前健康状态的资料，资料涉及的内容与评估所包含的内容一致。资料既有主观的资料，又有客观的资料，收集时要注意两者的统一性，并注意护理对象对护理活动的反应。

（二）对比标准，评价目标是否实现

在护理计划中已详细阐明了护理对象的预期目标，这些预期目标就是判断护理活动是否有效的标准。用目标陈述中所规定的期限，将护理对象目前的健康状况与目标中预期的状况进行比较，衡量目标实现与否。目标是否实现或实现的程度可分为三种情况：①目标完全实现；②目标部分实现；③目标未实现。

（三）分析原因

如果目标部分实现或未实现，应该探寻原因，护士可从以下五个方面分析：①所收集的资料是否准确、全面；②分析护理诊断是否正确；③制定目标是否正确；④分析护理措施的设计是否恰当；⑤执行是否有效。

（四）调整护理计划

评价的目的就是及时发现问题，不断对护理计划进行修订。对护理计划的调整包括停止、修订、删除和增加四种方式。

三、评价与护理程序中其他步骤的关系

护理程序的五个步骤间相互联系、相互依赖、相互影响，是一个循环往复的过程，每个步骤的顺利实施都有赖于上一步骤的正确进行。其中，评价是一个十分重要的部分，它相当于开放系统中的反馈。

随着医学模式的转变，护理工作的内容和范畴都在不断扩展。这就要求护士必须学习和应用护理程序这一系统而科学的工作方法，全方位关照人类健康，为护理对象提供更系统、更全面、个体化、高质量的健康照顾与服务。

第三章　常见急危重症护理

第一节　心搏骤停

心搏骤停（CA）是指由多种原因引起心脏泵血功能突然停止。一旦发生，将立即导致脑和其他脏器血液供给中断，组织严重缺氧和代谢障碍。对心搏骤停者，应立即采取恢复有效循环、呼吸和大脑功能的一系列抢救措施，即心肺脑复苏（CPCR）。

一、护理准备

实施心肺脑复苏前必须准确、及时地判断患者有无突发意识丧失，有无自主呼吸，有无大动脉（颈动脉或股动脉）搏动消失。

二、一般护理

（一）严守无菌操作

预防感染，严格遵守各项无菌操作，做好口腔护理、皮肤护理、眼部护理等。

（二）记录出入量

准确记录 24 小时出入量，维持水、电解质及酸碱平衡，防止并发症发生。

（三）抢救准备

备好各种抢救仪器及药品，防止再次发生心搏骤停。

第二节　水、电解质及酸碱失衡护理常规

一、高钾血症

高钾血症是指血清钾浓度＞5.5 mmol/L 的一种病理生理状态，此时体内的钾总量可增多（钾过多）。

（一）一般护理

（1）患者应绝对卧床休息，保持环境安静，限制探视。
（2）正确留取血、尿标本，及时送检。

（二）对症护理

（1）护士需熟练掌握心电图知识，如发现异常，应立即抽静脉血做血钾测定，如结果显示为高血钾，应立即通知医生进行处理。
（2）对肾功能良好者，应鼓励其大量饮水，帮助钾从尿中排出。

（三）健康指导

护士应嘱咐患者严格控制饮食，禁食或少食钾含量高的水果、蔬菜，如香蕉、甜橙、马铃薯、大枣、香菇、紫菜等。

（四）心理护理

解除患者的紧张、恐惧、焦虑等消极情绪，给患者及其家属讲解高钾血症发生的原因，提供详细的预防处理措施。

二、低钾血症

低钾血症是指血清钾浓度<3.5 mmol/L 的一种病理生理状态。造成低钾血症的主要原因是机体总钾量丢失，称为钾缺乏。

（一）一般护理

（1）保持环境安静、整洁，限制探视，减少干扰。

（2）症状明显者应绝对卧床休息，因低钾时心肌内膜处于轻度极化状态，其下床活动易导致心律失常，有发生心搏骤停的危险。

（3）鼓励患者进食高钾食物，如橘子、香蕉、豆类、干果类、香菇、海带等，避免进食大量清水、高糖及油腻食物，并注意饮食卫生，防止食物不洁引起腹泻而加重病情。

（4）加强基础护理，预防并发症。

（二）对症护理

（1）护士应准确识别心电图变化，动态监测血钾指标，早期发现后通知医生及时处理，以免延误病情。

（2）严密观察患者神志及全身状况，一旦发现患者存在呼吸肌麻痹、呼吸困难、窒息及神志方面的改变后要及时处理，防止病情进一步恶化。

（三）用药护理

补钾过程中注意监测肾功能和尿量，每小时尿量为30～40 mL 时，补钾较安全。补钾途径有口服补钾、鼻饲补钾、静脉补钾。为减少口服补钾的胃肠道反应，宜将 10%氯化钾稀释于果汁或牛奶中服用。静脉补钾速度以每小时 20～40 mmol/L 为宜，浓度以 1.5～3.0 g/L 为宜。

（四）心理护理

当患者出现紧张、情绪激动时，应向其讲明疾病原因及转归预后，根据具体情况选择适宜方式分散其注意力，使之保持良好的心态配合治疗及护理。

三、代谢性酸中毒

代谢性酸中毒是最常见的一种酸碱平衡紊乱，是指以血液中碳酸氢根浓度下降为原发改变而引起的一系列病理生理过程。代谢性酸中毒主要由机体产酸过多、排酸障碍和碱性物质损失过多等原因所致。

（一）一般护理

（1）保持环境安静，减少不必要的刺激。

（2）患者取平卧位，注意保暖。

（3）给予患者易消化、富于营养的食物，少量多餐，如糖尿病患者应根据标准体重、身高、活动强度及营养状况计算每日所需热量，合理调配饮食。

（4）加强口腔及皮肤的护理，防治并发症。

（二）对症处理

（1）护士密切观察患者的呼吸改变及神志方面的变化。及时处理，防止疾病进一步恶化。

（2）心力衰竭时要严格限制补液量和补液速度，消化系不良的患者不可采用口服补碱，可选择静脉用药，防止胃肠道症状进一步加重。

（3）纠正水、电解质和酸碱失衡。轻度患者只需补液纠正缺水，就可纠正酸中毒。严重的代谢性酸中毒可输注等渗的碳酸氢钠或乳酸钠，以补充碱的不足，使用碳酸氢钠等碱性药物时，应使用单独通道，速度不宜过快，以免引起反应性碱中毒，加重缺氧，甚至引起脑水肿。一旦酸中毒纠正后应遵医嘱使用钙剂，以免发生手足抽搐。

（三）健康指导

代谢性酸中毒常常是由原发病引起的，如糖尿病、严重脱水、循环衰竭，病因治疗尤为重要，护士首先帮助患者树立战胜疾病的信心，避免精神创伤及过度疲劳，帮助其掌握有关疾病治疗的知识。

四、代谢性碱中毒

代谢性碱中毒是指原发的血浆碳酸氢根浓度升高而引起的一系列病理生理过程。临床常见的原因包括大量丢失胃液、严重低血钾或低血氯、库欣综合征等致肾脏丢失氢离子，以及输注过多碱性物质等。

（一）一般护理

（1）保持病室安静、整洁，指导患者卧床休息。

（2）给予患者营养丰富易消化的饮食，如不能进食者可由鼻饲管注入，保证营养的充分供给。

（3）加强口腔及皮肤的护理，预防并发症。

（二）纠正酸碱、水、电解质紊乱

对以低氯为主的代谢性碱中毒可静脉滴注生理盐水和氯化钾，同时补充精氨酸。静脉滴注精氨酸时，速度不宜过快，否则会引起沿静脉行走处疼痛，局部发红，并引起面部潮红、流涎、呕吐等不良反应。对顽固性低钾应考虑低镁的可能。

（三）心理护理

消除患者恐惧心理，使他们处于接受治疗的最佳身心状态。

第三节　多器官功能障碍综合征

多器官功能障碍综合征（MODS）指机体在遭受急性严重感染、严重创伤、大面积烧伤等突然打击后，同时或先后出现两个或两个以上器官功能障碍，以致在无干预治疗的情况下不能维持内环境稳定的综合征。

一、一般护理

（一）专人护理

将患者安置在抢救病室，实行 24 小时专人护理。

（二）做好消毒防止感染

应严格执行各项无菌操作规程，对患者的分泌物及排泄物进行必要的消毒处理，以免发生继发性感染。

（三）饮食护理

患者处于高分解代谢状态，应保证患者足够的能量摄入，从而增强患者抵抗疾病的能力。

（四）基础护理

加强基础护理，预防各种并发症。

二、对症护理

（一）呼吸功能障碍

患者应卧床休息，对烦躁者，应予四肢保护性约束，慎用镇静安定药，禁用吗啡类药物；对呼吸骤停者，应立即行人工呼吸或气管插管辅助呼吸；

对清醒患者，应鼓励排痰或体位引流，同时配合胸背叩击促进排痰。

（二）心功能障碍

患者应绝对卧床，根据病情可取半卧位或坐位，两腿下垂可减少回心血量，连续心电监护，必要时行血流动力学监测。监测血电解质，尤其是血钾，以防高血钾引起心律失常或心脏停搏，做好心肺脑复苏的准备。

（三）肾功能障碍

观察尿液颜色及比重，出现少尿或无尿时，应及时通知医生处理。留置导尿管者，应用 1/5000 呋喃西林液冲洗膀胱，防止逆行感染，对需透析治疗者，应做好透析护理。

（四）肝功能障碍

限制患者的蛋白摄入量，保持大便通畅，观察患者意识改变及黄疸情况，以判断病情的变化，避免使用损害肝脏的药物，定时监测血氨等变化，以防肝昏迷发生。

（五）脑功能障碍

对昏迷者，应加床栏防止其坠床，取下义齿，如意识障碍加重、两侧瞳孔不等大、呼吸浅慢或暂停、提示发生脑疝时，应及时行脱水治疗，并酌情用冰帽以保护脑细胞。

（六）胃肠功能障碍

待患者肠鸣音恢复后进流质或无渣、无刺激性半流质饮食，出现食物反流或腹泻时，应暂时禁食并留取标本化验，注意观察有无头晕、心悸、冷汗、脉率加快及血压下降等急性消化道大出血征象。

（七）凝血功能障碍

患者出现少量鼻出血时，可行填塞鼻腔止血；患者出现牙龈出血时，可用过氧化氢漱口。

三、心理护理

　　患者因病情危重，常有复杂的心理反应，应及时了解患者的心理状态并做好心理护理，以消除患者的顾虑，树立战胜疾病的信心。

第四章　神经系统疾病护理

第一节　脑出血

一、概述

脑出血是指非外伤性脑实质出血，属于急性脑血管病的一种类型，其病死率和致残率在各种脑血管病中居于首位。高血压性脑出血是非创伤性颅内出血最常见的原因，是高血压伴发脑动脉病变，血压骤升使动脉破裂出血所致。其他病因有脑动脉粥样硬化、凝血异常的血液病、动脉瘤、脑转移瘤、硬膜静脉窦血栓形成、抗凝或溶栓治疗等。

二、基础护理及并发症的预防

（一）肺部感染

保持室内空气流通。定时给患者翻身、拍背、吸痰，及时清除口腔、呼吸道的分泌物。必要时给予超声雾化，以稀释痰液。

（二）消化道出血

消化道出血多发生于出血后 1～2 周，也可在发病后数小时内大量呕血而致死亡。鼻饲者注意观察抽出的胃液有无咖啡色沉渣。对患者的呕吐物及大便，应及时送检隐血。

（三）泌尿系感染

泌尿系感染多见于女性和留置导尿管者。对尿失禁的患者，应及时更换尿垫，保持会阴及床单的整洁和干燥。定时检查尿常规，必要时做中段尿培养。对留置导尿管者，应做好导尿管的护理。

（四）压疮

定时给患者翻身，骨突出部位应进行按摩，必要时使用气垫床。

第二节　脑梗死

一、概述

脑梗死（CI）是指由各种原因所致局部脑组织血供中断而造成该部位脑组织缺血、缺氧，进而软化坏死。引起脑梗死的基本原因是供应脑部血液的颅外或颅内动脉中发生闭塞性病变而未能建立及时、充分的侧支循环，使局部脑组织的代谢需要与可能得到的血液供应之间发生超过一定限度的供不应求现象。常见血液供应障碍的原因有血管病变（动脉粥样硬化、脑动脉炎症性改变等）、血液成分的改变（红细胞增多等）及血流动力学异常（脑血流量过低、血流速度过缓等）。

二、救护要点

（一）一般护理

（1）保持环境安静。患者卧床休息，尽量减少探视和不必要的搬动，以降低脑代谢。

（2）饮食上要补充营养。发病48小时内暂时禁食，给予静脉输液维持营养或鼻饲，以维持营养及水、电解质和酸碱平衡。对能自行进食的患者，

41

给予高蛋白、高维生素、低盐、低脂、富含纤维素的饮食。喂食面肌麻痹的患者时，应将食物送至其口腔健侧近舌根处。

（3）给予患者持续吸氧。脑梗死患者存在不同程度的脑缺氧，可使脑组织进一步受损。应给予患者持续 2～4 L/min 的氧气吸入，并及时予以吸痰，必要时行气管插管或气管切开。

（二）密切观察病情变化

1.生命体征的观察

应给予患者持续心电监护，密切观察呼吸、血压、脉搏、体温等的变化，以便及时发现脑疝、新发生栓塞和心血管功能的变化。脑梗死患者若出现发热，其致残率及病死率均较高，应严密监测体温变化，如发热应立即报告医师采取相应措施，尽力将其体温降至正常。

2.出入量的观察

做好患者出入量的观察及记录，限制液体的摄入量，以防脑水肿加剧。

（三）溶栓治疗的护理

溶栓治疗早期症状性或致命性颅内出血的发生率为 60%。严格掌握药物的剂量，定时监测患者的出血和凝血时间，严密观察其皮肤、黏膜、大便等的变化。溶栓治疗 24 小时内，每 15～30 分钟监测血压 1 次，24 小时后每 1 小时监测血压 1 次。如患者再次出现偏瘫、原有症状加重或出现剧烈头痛、恶心、呕吐、血压增高等症状，应考虑是否为梗死灶扩大或并发脑出血等，且暂停用药，急查头颅 CT 以确诊。

（四）预防并发症的护理

1.肺部感染

（1）保持室内空气流通，减少探视。

（2）保持患者呼吸道通畅。定时翻身、叩背、咳痰。叩背即空握掌心，拍打患者背部，从肺底处逐渐向上，使小气管受到震动，淤积的痰液脱离管壁汇集到大气管，便于气道蓄积的分泌物排出。

（3）喂食时取半卧位，速度不宜过快，温度在 40℃左右，以免患者受冷、热刺激而致胃痉挛造成呕吐。

2.压疮

对肢体瘫痪的卧床患者，使用气垫床以达到整体减压的目的。骨骼隆突而受压处放气垫圈，定时翻身、按摩受压部位，保持床单平整干燥。

3.下肢静脉血栓

下肢静脉血栓是急性缺血性脑卒中的常见并发症之一。其后遗症可致残，使患者丧失劳动能力，严重者栓子脱落可造成肺栓塞致猝死。对于下肢静脉血栓患者，应抬高其下肢 20°～30°，下肢远端高于近端，并指导患者在床上主动屈伸下肢做跖屈、背屈运动，内、外翻运动及足踝的"环转"运动，减少在其下肢输血、输液。

4.泌尿系感染

对排尿困难的患者，应尽可能避免导尿，可用诱导或按摩膀胱区的方法帮助患者排尿。对男性尿失禁患者，可用阴茎套连接引流尿袋。对女性尿失禁患者，急性期内短期应用导尿管可明显增加患者的舒适感和减少压疮发生的概率。留置导尿管期间应每日进行会阴部护理，定时查尿常规，必要时做尿培养。

（五）加强心理护理

脑梗死致残率在 72.5%～75%，许多患者对自身出现的功能障碍表现出焦虑情绪，应予以足够的心理支持，关心鼓励患者，及早进行功能训练或物理治疗，发挥家庭和社会支持系统的作用。

第三节　蛛网膜下腔出血

蛛网膜下腔出血（SAH）是指脑表面血管破裂后，血液流入蛛网膜下腔引起相应的临床症状的一种脑卒中，又称为"原发性蛛网膜下腔出血"。

一、评估

（一）一般评估

一般评估是指检查及治疗经过、生命体征和心理社会状况。

（二）专科评估

专科评估包括病因、诱因、瞳孔、意识状态、头痛程度、颈项强直等。

二、护理要点

（一）一般护理

1.活动与休息

（1）蛛网膜下腔出血的患者应绝对卧床休息 4～6 周，护士应告诉患者及家属绝对卧床休息的重要性。为患者提供安静、安全、舒适的休养环境，控制探视，避免不良的声、光刺激，各项治疗和护理活动应集中进行。

（2）如经治疗护理 1 个月左右，患者症状好转，经头部 CT 检查证实，血液基本吸收，或经脑血管造影检查无颅内血管病变者，可遵医嘱逐渐抬高床头，取床上坐位、下床站立和适当活动。

2.避免诱因

护士应告诉患者及家属容易诱发再出血的各种因素，指导患者与医护人员密切配合，避免精神紧张、情绪波动、用力排便、屏气、剧烈咳嗽及血压过高等。如有便秘，可给予缓泻药；血压过高，可遵医嘱降压；患者烦躁，可给予镇静处理。

（二）病情观察

蛛网膜下腔出血再发率较高，以5～11日为高峰，81%发生在首次出血后1个月内，颅内动脉瘤初次出血后24小时内再出血率最高，2周时再发率累计为19%。再出血的临床特点为：首次出血后病情稳定、好转的情况下，突然出现剧烈头痛、恶心呕吐、意识障碍加重、原有局灶症状和特征重新出现等。应密切观察患者的病情变化，发现异常及时报告医生处理。

（三）用药护理

遵医嘱使用甘露醇等脱水药治疗时，应快速静脉滴注，必要时记录24小时尿量；使用尼莫地平等缓解脑血管痉挛的药物时，可能出现皮肤发红、多汗、心动过缓或过速、胃肠不适等反应，应适当控制输液速度，密切观察患者有无不良反应发生。

（四）心理护理

护士指导患者了解疾病的过程与预后及脑血管造影检查的目的与安全性等相关知识。头痛是因为出血、脑水肿致颅内压增高，血液刺激脑膜或脑血管痉挛所致，随着出血停止、血肿吸收，头痛会逐渐缓解。脑血管造影检查的主要目的是明确病因，为能彻底解除再出血的潜在隐患做准备，是一项比较安全的检查措施，目前临床应用广泛。护士应指导患者消除紧张、恐惧、焦虑的心理，增强战胜疾病的信心，配合治疗和检查。

三、健康教育

（一）做好饮食指导

建议患者改善饮食结构，保持饮食清淡、多食蔬菜水果、勿过饱等良好习惯，规劝其戒烟、酒。

（二）保持良好心态

护士应指导患者保持情绪稳定和心态平衡，避免过分喜悦、愤怒、焦虑、悲伤等不良心理和惊吓等刺激。养成健康的生活方式，保证充足的睡眠，适当运动，避免体力或脑力劳动的过度劳累或突然用力过猛。

（三）告知患者相关知识

蛛网膜下腔出血患者一般在首次出血 3 周后进行脑血管造影检查，告知脑血管造影检查的相关知识，指导患者积极配合。如已明确病因，患者应尽早手术，解除隐患或危险。

（四）创造良好修养环境

护士应指导家属应关心、体贴患者，为其创造良好的休养环境，督促患者尽早检查和手术，发现再出血征象及时就诊。

第四节　短暂性脑缺血发作

短暂性脑缺血发作（TIA）是由于脑动脉狭窄、闭塞或血流动力学异常而导致的短暂性、反复发作性脑局部组织的血液供应不足，使该动脉所支配的脑组织发生缺血性损伤，表现出相应的神经功能障碍。典型的临床表现症状可持续数分钟至数小时，可反复发作，但在 24 小时内完全恢复，不遗留任何后遗症。但有部分可发展为完全性卒中，因此应早期诊断治疗。短暂性脑缺血发作可分为颈内动脉系统及椎-基底动脉系统 TIA。椎-基底动脉系统 TIA 可发生短暂的意识障碍。

一、评估

（一）一般评估

一般评估应包括生命体征、神志、皮肤、个人既往病史情况，以及患者营养进食情况。

（二）专科评估

专科评估包括感知觉改变、躯体运动功能障碍、四肢肌力情况及起病时间、前驱症状。

二、护理要点

（一）评估患者的感知觉改变，并制定相应的护理措施

（1）床头交接班，检查患者感觉障碍侧的肢体活动及皮肤情况。

（2）做好安全管理，特别是防止烫伤、扭伤、压伤、撞伤等健康教育。

（3）由于患者有视觉障碍，特别是偏盲，所以病房环境应简洁整齐，物品放置规范，生活用品放在患者视觉范围内（训练时除外）。

（4）患者疾病发作时应做好肢体功能位的放置。

（二）评估患者受累侧上下肢体的肌力，并制定相应的护理措施

（1）患者肌力在 0～2 级时，给予加强巡视，做好肢体的康复训练。

（2）患者肌力在 3～4 级时，给予二级护理，扶持活动，主动康复训练。做好防止摔伤的健康教育。

（三）评估患者营养状况、进食情况

（1）TIA 频繁发作，影响患者进食。对面舌肌肉瘫痪、吞咽困难的患者，护士应加强饮食指导，选择营养丰富、软烂、团状或糊状食物，保证患者的营养摄入，防止误吸。

（2）康复训练。康复训练包括面舌肌的协调运动、吞咽功能的训练。

（四）评估失语的类型，制定有效的沟通措施

（1）建立和谐的护患关系，取得患者的配合。

（2）对感觉性失语的患者，应采用简单语言进行沟通，患者仍不能理解时护理人员应使用统一形体语言表达方法，如鼓励患者要面带微笑说"很好……真棒"的同时竖起拇指，以帮助理解。

（3）对运动性失语的患者，可采用示范、卡片、实物等方法给予帮助。

（五）猝倒发作的护理

（1）预防护理。根据患者 TIA 发作频次、时间等，制定保护措施。对发作频繁者，应限制其活动，给予卧床。必要时给予陪护，并向陪护人员讲解预防摔伤的相关知识。

（2）发作时的护理。密切观察患者发作时的临床表现，有无意识障碍等症状；立即给予吸氧。

（3）发作后的护理。检查患者有无摔伤、骨折，必要时行 X 线、CT 等检查。

（六）并发症的护理

当患者出现饮水呛咳或吞咽困难时，应做好以下护理：

（1）正确选择食物的种类、进食的方式、餐具等。

（2）做好环境的管理，提供安静的环境，避免打扰患者，分散注意力。

（3）选择坐位及半坐卧位，为患者提供充足的进餐时间。

（4）正确评估一口量。

（5）食物直接放在患者舌体后部、健侧。

（6）切忌进食圆状、表面光滑的大块食品。

（7）床旁备好吸引装置。

（七）密切观察药物的作用与不良反应

（1）监测出、凝血指标。

（2）观察皮肤、黏膜、牙龈等部位有无出血。

（3）观察药物的治疗作用，正确执行抗凝药物医嘱。

三、健康教育

（一）积极治疗基础病

患者应积极治疗动脉粥样硬化、高脂血症、高血糖、高血压、颈椎病等。有针对性地采取措施，尽量减少危险因素的损害。患者的血压控制不可太低，以免影响脑组织供血供氧。

（二）做好出院指导

护士应做好出院宣讲工作，特别是预防再次发作的相关知识，最重要的是向患者宣讲 TIA 发作时的各种临床表现，一旦有症状应立即就诊。

（三）药物指导

护士应指导患者正确遵医嘱规律服药，不得擅自增减药物，并注意观察药物的不良反应。当患者发现皮肤有出血点、牙龈出血等，应及时就诊。

（四）服用抗凝药物及抗血小板聚集药物

患者应定期复查凝血四项。

（五）饮食指导

患者的饮食结构应合理，适宜低盐、低脂、高纤维饮食等，同时应增加植物蛋白、单纯不饱和脂肪酸的摄入，多食水果和蔬菜，戒除烟酒等不良嗜好。

（六）适当运动

患者应避免劳累，运动方式应适宜，起坐、转身要慢，防止摔伤。

（七）定期复查

患者应定期到医院复查血压、血脂、血糖情况，医生根据检查情况调整药物剂量。

第五节　脑动静脉畸形

一、概述

脑动静脉畸形（CAVM）是一种胚胎时期发育异常所致的先天性血管畸形，病变部位脑动脉与静脉之间缺乏毛细血管，致动脉与静脉直接相通，形成短路，产生一系列脑血流动力学紊乱。CAVM 是出血性脑血管病的主要类型之一，通常以癫痫、脑内或蛛网膜下腔出血、盗血及头痛发病。

二、护理评估

了解患者主要症状及症状出现时间、诱发因素；评估神经功能障碍程度及自理程度。

三、护理要点及措施

（一）术前护理

（1）倾听主诉，了解患者病史及畸形发病特点，是癫痫发病还是脑出血发病。

（2）按癫痫护理常规，床旁备地西泮，按时服用抗癫痫药物，大发作时防止患者受伤，观察并记录意识、瞳孔变化及发作情况。

（3）对已出血的发病者，应观察其意识及瞳孔变化，遵医嘱给予止血、脱水等治疗。对头痛者，应观察并记录其头痛性质，遵医嘱对症处理。

（4）心理护理：针对患者及其家属不同心理反应，予以心理疏导和心理支持，提供疾病相关读物以减轻患者及家属的焦虑情绪。指导患者学会放松的方法，避免情绪过度波动，防止因情绪的大起大落而致脑出血的发生。

（5）饮食护理：指导患者进食低盐、低脂、低胆固醇、富含纤维素饮食，保证营养供给，防止便秘。

（6）了解患者基础血压情况，定时监测血压，遵医嘱服用降压药物，防止因血压过高引起脑出血。

（二）术后护理

（1）按神经外科术后护理常规。

（2）体位：开颅全身麻醉手术患者术后返回病房，麻醉清醒后去枕平卧6小时后取头高位，抬高床头15°～30°；介入手术后平卧，术肢保持伸直位。

（3）严密观察患者的意识、瞳孔、生命体征及肢体活动变化并做好记录。密切监测血压，遵医嘱准确给药，维持血压稳定并避免不良刺激；严密观察神经系统症状，及时发现脑水肿症状，避免发生正常灌注压突破综合征；对于有肢体功能障碍的患者，应给予正确的功能锻炼，病情允许时应及早进行康复训练。

（4）按医嘱定时输入脱水药物，脑室引流者保持引流通畅，保持血压在基础血压下限，防止正常灌注压突破综合征发生。

（5）饮食：开颅全麻患者返回病房后禁食、水 24 小时，介入治疗局麻患者返回病房后即可饮水及进食，饮食宜清淡易消化，避免进食过于刺激的食物。

四、健康教育

（一）保持好心态

护士应向患者讲解动、静脉畸形出血的诱发因素，避免再次出血。保持乐观心态，避免患者情绪波动。

（二）指导正确用药

护士应指导患者正确服用抗癫痫、抗缺血、神经功能修复等药物，切勿漏服及擅自停药。

（三）康复训练

护士应鼓励患者坚持进行康复训练，无功能障碍或轻度功能障碍的患者应尽量从事一些力所能及的工作，避免患者角色强化，尽早回归社会。

（四）自我监测

护士教会患者及其家属血压自我监测方法，减少再出血诱发因素。

（五）出院后指导

护士应告知患者若再次出现头痛、呕吐、神经功能障碍等症状，应及时就诊，无症状者 3～6 个月后复查。

第五章 循环系统疾病护理

第一节 心血管内科护理常规

一、常规护理

心血管内科护理按内科疾病护理常规护理。

二、测量脉搏和呼吸

必须准确计数 1 分钟，并注意脉率、脉律、脉搏的强弱及呼吸次数，如脉搏不规律，应数同一分钟内的脉搏与心率。

三、严密观察病情变化

护士应特别注意其心率、心律、血压、呼吸及血氧饱和度的变化，有无心率过快、脉搏缓慢、咯血、呼吸困难、胸闷、憋气、腹痛、咽喉部疼痛、肢体疼痛等不适症状，记录病情变化持续时间和缓解方式，发现病情变化，应及时报告医师处理。

四、呼吸困难

呼吸困难的患者应采取半卧位，抬高床头，给予氧气吸入，一般用氧流量 2~4 L/min。对于严重缺氧者，应使用面罩吸氧，氧流量为 6~8 L/min；对于急性肺水肿者，可在湿化瓶内盛入 20%~30%乙醇吸氧，以降低肺泡内泡沫的表面张力，改善通气功能。

五、饮食

给予患者易消化的低盐、低脂饮食，忌烟、酒、咖啡、浓茶及其他刺激性食物，多吃新鲜蔬菜，每餐进食不宜过饱。对于水肿和心力衰竭的患者，给予低盐饮食，限制入水量，准确记录其出入量，每日清晨测量体重，观察水肿程度和治疗效果。

六、注意保持排便通畅

患者切忌排便时用力过度，增加心脏负担。

七、药物使用的观察护理

（一）服用抗凝血药

阿司匹林和波立维饭后服用，以减轻对胃部刺激，如有胃部不适感觉，可增加胃黏膜保护药，同时留取粪常规，密切观察排便性质，检查隐血结果。

（二）服用华法林药物

抗凝血治疗国际标准化比值（INR）为 1.5~2.5，同时观察有无出血，如皮肤出血点、瘀斑，牙龈出血、鼻出血。

（三）使用洋地黄

（1）严密观察患者有无恶心、呕吐、脉搏缓慢、复视、黄绿视等中毒现象。

（2）服药前，数脉搏，如脉搏＜60 次/分钟或发现不规律，或脉搏骤然增快的情况，应立即报告医师，做心电图，观察患者有无心律失常。

（四）使用利尿药

（1）利尿药通常在上午服用，护士应注意患者有无电解质紊乱现象。

（2）静脉注射利尿药后，患者通常会在 15～30 分钟内排尿，护士应准确记录尿量，观察用药效果。

（五）使用降压药

（1）观察患者的血压，有无头晕、头痛症状。

（2）服用钙通道阻滞剂降压时，观察患者有无牙龈肿胀、下肢踝部的水肿。

（六）输液治疗

（1）输液量不宜过多，速度不宜过快，一般每分钟在 40 滴以内，应严格限制老年人、风湿性心脏病、心肌病和心力衰竭患者的输液速度。

（2）输入硝酸酯类药物时，询问患者有无头涨、头痛、心慌等不适症状。

八、做好心理护理

避免患者焦虑、抑郁和情绪激动。保持病室安静，床头交接班时，不要谈及患者的病情，以免增加患者的心理负担。

九、健康宣教

（一）入院宣教

护士应做好入院宣教，告知护理安全防范措施，如谨防跌倒、坠床、导管脱出。

（二）留取标本

护士应交代留取各种标本的方法与注意事项，尤其是抽卧立位血液和葡萄糖耐量实验检查时。

（三）入院介绍

护士向患者及其家属介绍病区环境，告知护理等级的活动范围和要求、作息时间、医护人员和责任护士的名字。

（四）告知病因

护士向患者及其家属讲解所患疾病病因、诱因、临床表现、治疗方法、用药及转归。

（五）指导用药

护士应告知患者常用药物的使用方法、不良反应及注意事项。

（六）配合检查

护士应向患者交代特殊检查和治疗配合要点。

第二节　心脏瓣膜病的护理

一、概述

心脏瓣膜病是指心瓣膜、瓣环及其瓣下结构由风湿性或非风湿性炎症、变性、粘连，先天发育异常，老年退行性变和钙化，以及冠状动脉硬化引起乳头肌、腱索缺血坏死、断裂等原因，使一个或多个瓣膜发生急性或慢性狭窄或（和）关闭不全，导致血流机械障碍和（或）反流，临床上最常见受累瓣膜为二尖瓣，其次为主动脉瓣。风湿性心脏病与发病季节及呼吸道 A 族乙型溶血性链球菌感染密切相关。该病常见于贫民或医疗较差地区居民，在热带地区非常流行。在我国，风湿性心脏病（简称"风心病"）是心瓣膜病最主要的病因。

心脏瓣膜病分为风湿性和非风湿性，也可分为原发性心脏瓣膜病和获得性心脏瓣膜病。瓣膜病的诊断一般综合病损部位、病因及瓣功能损伤的类别和严重程度来确定，并结合临床表现确定治疗方案。

二、护理评估

（一）一般资料

护士应重点了解患者的年龄、性别、工作性质、经济状况、家族史、过敏史、生活方式（吸烟、饮酒、饮食习惯、二便情况、运动状况、居住环境）、活动状况、文化水平、接受能力、性格类型等。

（二）临床表现

（1）风湿症状：护士应关注患者关节疼痛的部位、性质、诱因及局部的红、肿、热、痛情况。

（2）生命体征：评估患者的体温、血压、脉搏、呼吸、有无咯血、肺部啰音及肺水肿等，并评估这些表现在患者接受治疗护理后的变化。

（3）对长期服用洋地黄的患者评估有无中毒症状。

（4）饮食状况：重点注意患者盐的摄入情况。

（三）辅助检查

辅助检查包括血常规、生化指标、凝血指标、风湿免疫指标；心功能评价情况；长期服用利尿药的患者注意电解质情况。

（四）心理状况

患者对自己的病史、病程是否了解，对疾病的严重程度是否缺乏思想准备及足够认识。另外，由于经济条件，患者往往担心费用及预后。女性患者往往担心生育是否会受影响。

三、护理要点

（一）严密观察

护士应严密观察患者的体温、心率、心律、血压、呼吸情况，观察有无咯血、肺部啰音及肺水肿等症状。

（二）体位

患者有心力衰竭或呼吸困难时，应给予氧气吸入和采取半卧位。

（三）用药

遵医嘱应用抗生素、阿司匹林抗风湿治疗，应用洋地黄类药物时，应密切观察药物的疗效、不良反应，如黄视、绿视，注意观察心率（律）、脉搏，有无恶心、呕吐；使用利尿药时要准确记录出入量，注意电解质情况，防止低钾现象发生。

（四）风湿

患者活动时需适当休息，待体温、血沉、心率正常，症状基本消失后，可逐渐活动，如活动后心率明显增快并伴有不适感，仍需控制活动，卧床休息。

（五）饮食

患者要注意合理搭配，保证高蛋白质、高热量、高维生素、低脂肪等易消化食物的摄入，有心力衰竭时要限制钠盐的摄入。

（六）预防便秘

护士应鼓励患者多食水果、蔬菜及高纤维食品，避免用力排便。因为用力排便会使会厌关闭，胸腔内压力升高，导致收缩压升高，心脏负荷增加。

（七）心理护理

（1）护士应多与患者进行思想沟通，解除其顾虑，指导其充分认识和正确对待自己的疾病，防止感冒及过度劳累。

（2）护士应进行有针对性的交流及沟通，告诉患者瓣膜病有内科及外科治疗两方面，内科治疗在于预防风湿活动，避免瓣膜病加重，对已出现的症状进行对症处理，对于病变严重及有先天性瓣膜疾患的患者，可采取有利的手术方法。

（3）护士向患者讲述身边病友康复的例子，增强其战胜疾病的信心。

四、健康宣教

（一）改善居住环境

对于风湿性心脏病患者，应尽可能地改善居住环境，避免长时间居住在阴暗潮湿的环境中。

（二）保持口腔卫生

患者需保持良好的口腔卫生，积极治疗龋齿及牙龈炎等。

（三）预防感冒

避免感冒，出现发热应及时就医。

（四）注意休息

患者应劳逸结合，对有心力衰竭的患者，应卧床休息。

（五）指导饮食

（1）护士应鼓励患者多进食高热量、高蛋白质、高维生素等易消化食物，少食多餐。

（2）对于心力衰竭的患者，应限制盐及钠的摄入。

（六）用药指导

（1）服用洋地黄及利尿药时，注意观察患者的不良反应及尿量。多食含钾较高食物，如干蘑菇、干莲子、黄豆、青豆、海带、干辣椒、豆皮、花生、木耳、葵花籽、榨菜、柑橘、柚子。如有异常应及时就医。

（2）阿司匹林等药物宜饭后服用；服用抗凝药时注意观察出血倾向，如牙龈出血、皮肤瘀点、鼻出血、血尿，饮食时避免长期吃菠菜、胡萝卜、白菜、菜花、豌豆、马铃薯、番茄、蛋、猪肝等含维生素 K 丰富的食物。

（七）育龄妇女指导

对于育龄妇女，应指导其避孕方法，计划生育。瓣膜病变较轻者，应在严密监护下安全度过妊娠、分娩及产褥各期。护士向患者及其家属说明治疗的长期性、艰巨性，鼓励患者正确对待，积极配合，改变旧的生活模式（作息、活动、嗜好、饮食、文化生活等），以适应稳定病情的需要。

（八）介绍手术概况

护士向患者介绍心脏瓣膜手术的基本方法、术前注意事项、术后锻炼方法及服药注意事项，并避免感冒。积极主动地配合医师治疗。

（九）定期复查

患者应遵医嘱定期门诊复查。

第三节 心肌炎的护理

一、概述

心肌炎是指心肌局限性或弥散性的炎症，常为各种全身性疾病中的一部分。因传染病引起的心肌炎已明显减少，风湿性心肌炎亦趋减少，病毒性心肌炎则相对增多。

病毒性心肌炎是病毒感染引起的心肌局限性或弥散性炎症病变，病因以引起肠道和呼吸道感染的各种病毒最常见，如柯萨奇病毒 A 和 B、埃可病毒、脊髓灰质炎病毒、流感和疱疹病毒，尤其是柯萨奇病毒 B。病毒直接侵犯心肌，造成心肌细胞溶解，免疫反应同时存在；在病变的晚期，免疫反应是造成心肌损伤的主要因素。该病以青壮年发病率最高。

临床表现：病前 1～4 周有呼吸道或肠道感染病史，轻者可无症状，多数患者有疲乏、胸闷、心悸、心前区隐痛等心脏受累的表现，与体温不成比例的心动过速等；重症者可发生严重心律失常、心力衰竭、心源性休克，甚至猝死。

在其治疗上目前尚无特效疗法，以对症治疗为主。

（一）急性期

患者需卧床休息，注意营养，使用改善心肌营养与代谢的药物，如维生素 C、复合维生素 B、肌苷、辅酶 Q10。

（二）糖皮质激素的应用

糖皮质激素的应用尚有争论，一般情况下不主张使用，严重心律失常下，可考虑使用。

二、护理评估

（一）发病情况

护士应了解患者的发病时间、发病季节，发病前是否有过感染及伴有体温升高过程。

（二）症状

护士应询问患者心脏受累的表现，是否伴有心悸、气短并活动后感觉明显。

（三）体征

较常见的体征有心率增快与体温升高不成比例，心尖区第一心音减弱、出现第三心音；重者可出现舒张期奔马律、心包摩擦音及心脏不同程度的扩大；更严重者出现血压下降、脉搏细数及肝大等循环衰竭体征。

（四）心理社会评估

1.一般资料

重点了解患者的年龄、性别、家庭状况、家族史、既往史（关注感冒发热、感染史）、过敏史、生活方式（吸烟、饮酒、饮食习惯、二便情况、运动状况、居住环境）、活动状况、文化水平、接受能力、性格类型等。对年轻女性做好婚育资料的收集。

2.临床表现

（1）感染症状：询问患者近期（前 1～4 周）是否有发热、咽痛、全身酸痛、呕吐、腹泻等病毒感染的表现。

（2）生命体征：评估是否有心悸、胸闷、气促、心前区隐痛、乏力、咳嗽、呼吸困难、发绀等。评估这些表现在患者接受治疗护理后的变化。

（3）饮食状况：重点注意各种营养的摄入情况。

3.辅助检查

辅助检查主要包括心电图有 ST-T 改变、R 波降低及各种心律失常，特别是房室传导阻滞、室性期前收缩；血清学检查心肌酶增高、血沉加快、白细胞可增多、C 反应蛋白增加、抗心肌抗体滴度增高等。高热时注意血培养结果。

4.心理状况

病毒性心肌炎患者依症状的轻重可有不同的心理反应。症状轻者，容易忽视而不注意休息，对病情的恢复不利；症状重者，因担心疾病的预后和经济负担易产生焦虑、恐惧等心理，家属的心理也随病情变化而变化，护士应进行动态的心理评估。

三、护理要点

（一）一般护理

（1）根据病情的轻重不同，动静结合，量力而行。

（2）急性发作或伴有严重心律失常、心力衰竭症状明显者，应严格控制活动量，卧床休息，禁止用力，以减轻心脏负荷，减少心肌耗氧量。

（3）对体温过高者，给予药物或物理降温。

（4）避免情绪激动与烦躁，保证患者有足够的休息和睡眠。

（5）注意保持排便通畅，必要时给予缓泻药，避免因便秘而加重心脏负担。

（6）待体温、心电图、X 线及症状恢复正常后，可逐渐增加活动量。

（7）遵医嘱及时准确地给药，观察用药后的效果及不良反应。

（二）饮食

给予高热量、高蛋白质、高维生素饮食，以促进心肌细胞恢复。注意：进食不宜过饱，禁食咖啡、茶及其他刺激性食物，对心力衰竭者，限制钠盐的摄入，忌烟。

（三）多与患者沟通

协助生活护理，减轻患者的心理压力，使其主动配合治疗、护理。

四、健康宣教

（一）合理休息

一般护理合理安排休息和活动。急性期绝对卧床休息，时间为 2～3 个月，
6～12 个月避免从事或参与重体力劳动及活动。

（二）良好环境

保持室内温暖，定时通风换气，保持空气新鲜。

（三）记录出入量

每日准确记录 24 小时出入量。

（四）预防感染

避免诱因，避免劳累，注意合理营养，预防呼吸道感染。

（五）用药指导

坚持药物治疗，定期随访，病情变化时及时就医。

第四节　心力衰竭的护理

心力衰竭是各种心血管疾病的最严重阶段。据国内 50 家住院病例调查，
心力衰竭住院率只占同期心血管病的 20%，但病死率高达 40%。根据病变部
位可分为左心衰竭、右心衰竭和全心衰竭；根据发病情况可分为慢性心力衰
竭和急性心力衰竭。

一、慢性心力衰竭

（一）概述

慢性心力衰竭是由各种心脏结构或功能性疾病导致心室充盈和（或）射

血能力受损引起的一组综合征。由于心室收缩功能下降，射血功能受损，心排血量不能满足机体代谢的需要，器官、组织血液灌注不足，同时出现肺循环和（或）体循环淤血，主要表现是呼吸困难和无力而致体力活动受限和水肿；由于心肌舒张功能障碍，左心室充盈压异常增高，使肺静脉回流受阻，而导致肺循环淤血。

（二）护理常规

1.评估

（1）健康史和相关因素。①一般状况：患者的年龄、性别、职业、婚姻状态、营养状况，尤其要注意与现患疾病相关的疾病史和药物使用情况、过敏史、手术史、家族史。②发病特点：患者有无呼吸困难、水肿、尿少、夜间阵发性呼吸困难等表现。③相关因素：相关因素包括患者既往史，心力衰竭病因和诱因、病情病程发展、精神状态，初步判断心功能分级及对生活质量的影响。

（2）身体状况。①病情。a.体温、心律、心率、有无交替脉、血压的高低、神志、精神、营养、皮肤色泽及缺氧程度。b.水肿部位及程度。轻度水肿：距小腿关节以下；中度水肿：膝关节以下；重度水肿：膝关节以上和（或）伴胸腔积液、腹水。c.体位。取平卧、半卧还是端坐。d.心肺。心脏扩大，心尖冲动的位置和范围，有无心尖部舒张期奔马律，病理性杂音，双肺有无湿啰音或哮鸣音。e.其他。有无颈静脉怒张、肝颈静脉回流征阳性，肝脏大小、质地，有无胸腹水；此外，要特别关注电解质、血气分析。②病情发展。患者有无劳力性呼吸困难，有无夜间憋醒、阵发性呼吸困难或端坐卧位，有无咳嗽、咳粉红色泡沫痰，有无疲乏、头晕、失眠等左心衰竭的表现；有无恶心、呕吐、食欲缺乏、腹胀、体重增加、身体低垂部位水肿等右心衰竭表现。③辅助检查。a.X线检查：心影大小及外形为心脏病的病因诊断提供重要的参考资料。b.超声心动图：比X线更准确地提供各心腔大小变化、心瓣膜结构及功能情况并估计心脏功能。c.放射性核素检查：放射性核素心血池显影，除有助于判断心室腔大小外，以收缩末期和舒张末期心室影像的差别计算EF（射血分数）值。d.有创性血流动力学检查：必要时对急性重症心力衰竭患者采用漂浮导管，经静脉插管直至肺小动脉，测定各部位的压力及血液含氧量，计算心脏指数（CI）及肺毛细血管楔压，直接反映左心功能，正常时每分钟 CI>2.5 L/m^2；肺毛细血管楔压<1.6 kPa。e.美国心脏病学会（NHYA）心功能分级评估，根据患者自觉症状分级，可大体上反映病情的严重程度。f.6分钟步行运动试验：6分钟步行距离<150 m，表明重度心力衰竭；150～425 m 为中度心力衰竭；426～550 m 为轻度心力衰竭。这是一项简单易行、安全方便的用以评定慢性心力衰竭患者运动耐力的方法，同时用来评价心力衰竭治疗的疗效。

Ⅰ级：患者患有心脏病，但日常活动量不受限，一般活动后不引起乏力、心悸、呼吸困难和心绞痛。

Ⅱ级：心脏病患者的体力活动受到轻度限制，静息时无不适，但低于日常活动量即感乏力、心悸、气促和心绞痛。

Ⅲ级：心脏病患者的体力活动明显受限，但低于日常活动量即感乏力、心悸、气促和心绞痛。

Ⅳ级：不能进行任何体力活动，休息时可有心力衰竭或心绞痛症状，任何体力活动都会加重患者的不适感。

2.护理要点及措施

（1）病情观察。①观察患者的生命体征，心率、心律、血压、呼吸频率、节律、氧饱和度。②观察患者水肿的部位和程度并做好护理记录。③观察患者有无下肢肿胀、疼痛。④观察患者的电解质平衡状况。⑤观察患者情绪，有无焦虑、抑郁和自杀等异常心理。⑥观察患者的药物反应：如地高辛和利尿药等。

（2）并发症的观察与护理。①下肢静脉血栓的护理。a.评估发生下肢静脉血栓的危险因素：慢性心功能不全的患者长期卧床、全身水肿、活动受限是导致其下肢静脉血栓的直接因素。b.协助患者在床上翻身，被动活动四肢，抬高下肢。c.原发病无使用抗凝药禁忌证时，可预防性地口服抗凝血药或皮下注射低分子量肝素。d.密切观察下肢血液循环，天气寒冷时应注意保暖。e.避免在下肢输液。②洋地黄中毒的治疗护理。a.评估发生洋地黄中毒的危险因素：老年人、心肌缺血缺氧、重度心力衰竭、低钾低镁血症、肾功能减退的患者对洋地黄较敏感。b.洋地黄与奎宁丁、盐酸胺碘酮、维拉帕米、阿司匹林等药物合用可增加中毒机会，应避免合用。c.地高辛治疗起始和维持剂量是每日 0.125～0.25 mg，血浆药物浓度为 0.5～1.0 ng/mL。d.发药前数脉搏，当心率<60 次/分钟或节律不规则时，应暂停服药，报告医生并注意血压、心电图的变化。e.观察洋地黄中毒的临床表现：常见的胃肠道反应有恶心、呕吐、食欲缺乏；神经系统表现有头痛、倦怠、视物模糊、黄视、绿视和复视。f.最重要的心电图表现是各类心律失常，最常见的有室性期前收缩，多呈二联或三联律。g.发生洋地黄中毒时，应立即停药，低钾患者可口服或静脉补钾，停用利尿药。h.快速纠正心律失常可用利多卡因或苯妥英钠。对有传导阻滞或缓慢型心律失常的患者，应采用静脉注射阿托品的方式或安装临时起搏器进行治疗。

（3）一般护理。①保持室内空气新鲜，温度、湿度适宜，防止感冒受凉加重心力衰竭。②做好心理护理，鼓励患者表达内心感受，多与患者及其家属沟通交流，使患者及其家属共同参与治疗护理。③休息与卧位：卧床休息视病情而定，对呼吸困难、咳嗽、咳痰明显的患者采取半卧位，持续或低流量吸氧，护士要督促患者翻身，变换体位。④准确记录出入量，保持出入量平衡，每日下午观察尿量，如尿量少于 500 mL，尽早使用利尿药。⑤饮食饮水：遵医嘱低盐低脂饮食，给予高维生素、低热量、少盐、少油，富有钾、镁及适量纤维素的食物，宜少量多餐避免刺激性食物，对少尿患者应根据血钾水平决定食物中含钾量，每日钠盐的摄入量应控制为 4～5 g，水肿和心功能Ⅲ～Ⅳ级的患者的饮水量严格控制在 500～600 mL。⑥应用利尿药后注意有无低血钾症状。⑦保持排便通畅。切忌排便用力，必要时服用缓泻药。

（4）使用利尿药的护理。①利尿药从小剂量开始，然后剂量逐渐增加直至尿量增加，体重减轻，一般每日减轻体重 0.5～1 kg。利尿药配合中度限制钠盐摄入（3～4 g）。②每日记录患者体重，根据体重增加或减少情况调整用药量。

3.健康宣教

（1）用药指导：慢性心功能不全的治疗是一个持久的过程，要向患者及其家属讲解诱发心力衰竭的危险因素。遵医嘱按时服用药物，对于服用地高辛药物的患者，应密切观察消化道、神经系统、心脏毒性反应，警惕地高辛中毒的前驱症状。

（2）活动与休息：根据患者心功能受损的程度决定活动与休息。心功能Ⅰ级的患者应适当休息，保证睡眠，注意劳逸结合；心功能Ⅱ级的患者应增加休息，但能从事日常家务工作；心功能Ⅲ级的患者要限制活动，增加卧床休息时间。心功能Ⅳ级的患者要绝对卧床休息，原则上以不出现症状为限，家人要协助患者沐浴、更衣。

（3）饮食指导：给予患者高维生素，低热量，少盐，少油，富含钾、镁及适量纤维素的食物，宜少食多餐，避免刺激性食物，对少尿患者，应根据血钾水平决定食物中含钾量，每日钠盐控制为 4 g。

（4）保持出入量平衡：准确记录尿量，每日测量体重，若发现患者体重有隐匿性增加时，应警惕心力衰竭的复发。

（5）保持排便通畅，患者应多食含纤维素的蔬菜和食物，每日排便 1 次，排便时切勿用力。

（6）重度水肿患者应定时变换体位，保持床单整洁、干燥，防止发生压疮。

（7）室内温度和湿度要适宜，空气新鲜，防止患者受凉感冒，有感染迹象时及时就医。

二、急性左侧心力衰竭

急性左侧心力衰竭是由急性心脏病变引起心排血量显著、急骤降低进而导致的组织器官灌注不足和急性淤血综合征，以急性肺水肿或心源性休克为主要表现。

（一）病因与发病机制

导致急性左侧心力衰竭的病因有以下几点：①与冠心病有关的急性广泛前壁心肌梗死、乳头肌梗死断裂、室间隔破裂穿孔；②感染性心内膜炎引起的瓣膜穿孔、腱索断裂所致的瓣膜性急性反流；③其他，如高血压心脏病患者的血压急剧增高，原有心脏病的基础上快速心律失常或严重缓慢性心律失常，输液过多、过快等。上述各种病因均可导致心脏解剖或功能的突发异常，使心排血量急剧降低和肺静脉压突然升高，从而引发急性左侧心力衰竭。

（二）护理

1.评估

（1）健康史和相关因素。①一般情况：患者的年龄、性别、职业、婚姻状态、营养状况，尤其注意与现患疾病相关的疾病史和药物使用情况、过敏史、手术史、家族史。②发病特点：患者有无导致急性左侧心力衰竭的病因和诱因，病情严重性及心功能分级。③相关因素：是否合并其他器官功能不全的表现。

（2）身体状况。①生命体征：患者的体温、心律、心率、血压、神志、精神、营养、皮肤色泽、尿量及缺氧程度。②水肿部位及程度。轻度水肿：距小腿关节以下；中度水肿：膝关节以下；重度水肿：膝关节以上和（或）伴胸腔积液、腹水。③体位：患者取半卧位或端坐卧位，减轻呼吸困难。

2.护理要点及措施

（1）心理护理：由于交感神经系统兴奋性增高，呼吸困难进行性加重，患者易产生恐惧心理。医护人员在抢救患者时，应保持镇静、操作熟练、忙而不乱；注意保护性医疗措施，不在患者床旁谈论病情，做好护理记录。

（2）保持环境整洁、安静，室内温度适宜，避免患者增加感染的可能，限制探视人员出入。

（3）病情观察：患者劳力性或夜间阵发性呼吸困难，心率增快、乏力、尿量减少、心尖部闻及舒张期奔马律时，应及时与医师联系。出现急性肺水肿征兆，应立即救治，协助患者取端坐位，双腿下垂，肺水肿伴严重低氧血症和二氧化碳潴留，对药物不能纠正者，应考虑气管插管和呼吸机辅助呼吸。

（4）密切观察记录患者神志、面色、心率、心律、呼吸频率、血压、尿量、药物反应情况，检查血电解质、血气分析及缺氧程度，持续高流量高浓度吸氧，每分钟 6～8 L，氧气湿化罐内加入 20%～30%乙醇，病情严重者采用无气管插管通气支持，包括持续气道正压或无创正压机械通气，必要时行气管插管呼吸机辅助呼吸，通过氧疗将氧饱和度维持在 95%～98%。

（5）使用静脉留置针穿刺：迅速建立两条静脉通道，遵医嘱使用药物并观察药物不良反应。①吗啡：静脉注射 3～5 mg，用药后注意观察混着有无呼吸抑制。②快速利尿：静脉注射呋塞米 20～40 mg，4 小后可重复 1 次，用后注意协助患者排尿。③血管扩张药：可采用微量输液泵控制药物速度。④洋地黄制剂：用于快速心房颤动的患者或已知有心脏扩大伴左心室收缩功能不全者，毛花苷 C 静脉注射，首次剂量是 0.4～0.8 mg。氨茶碱对解除气管痉挛有效，注意缓慢注射。

3.健康宣教

（1）应向患者讲解各种诱因，嘱患者避免诱发因素，发生急性肺水肿时不要恐慌，保持情绪稳定极为重要。

（2）饮食指导。应控制患者钠盐的摄入，给予低胆固醇、低动物脂肪、高蛋白质、高热量、富含高维生素、清淡易消化的饮食。

（3）强心药物：最常见的洋地黄毒性反应是恶心、呕吐、黄视、心率加快或减慢等。应用洋地黄期间应严密观察患者的心率、心律、尿量变化及胃肠道症状。

（4）应用血管扩张药：如硝普钠、硝酸酯类，输液过程中患者不能突然坐起或站立，以防出现低血压而晕倒。如果患者出现低血压表现时，应立即平卧，减慢或停止输液。

（5）教患者控制饮水量，每日保持出入量平衡，切忌暴饮、暴食，以免加重心脏负担，诱发急性心功能不全。静脉输液时速度不能超过每分钟 40 滴。

（6）告知患者及其家属在静脉注射呋塞米后 15～30 分钟排尿，准确记录尿量。

（7）保持排便通畅，必要时服用缓泻药，切忌用力。

第五节　急性心肌梗死的护理

一、概述

急性心肌梗死（AMI）包括 ST 段抬高心肌梗死（STEMI）和非 ST 段抬高心肌梗死（NSTEMI）。AMI 是在冠状动脉病变的基础上，发生冠脉血流中断或急剧减少，使相应部位的心肌发生持续而严重的急性缺血，最终导致该部位心肌出现缺血性坏死。临床表现为持续而剧烈的胸骨后疼痛、心电图特征性动态演变、血清心肌酶水平增高、发热和白细胞增加；也可并发心律失常、心力衰竭或心源性休克等。AMI 属于急性冠脉综合征（ACS）的严重类型。

二、护理评估

（一）一般资料的评估

了解心前区疼痛的性质、剧烈程度、持续时间，有无恶心、呕吐等症状，是否有心律失常、休克、心力衰竭。

（二）症状的评估

（1）判断患者是否发生 AMI，主要依靠以下几个方面典型的临床表现，即胸骨后持久而剧烈的疼痛，呈压榨样、窒息或濒死感。

（2）心电图有其特征性改变和动态演变，在 AMI 早期数小时内，心电图的典型改变是相应导联异常 Q 波、ST 段上抬和 T 波的直立或浅倒，偶见高尖或深倒。

（3）血清心肌酶显著增高。

（三）诱因及先兆

1.诱因

任何可诱发冠状动脉粥样斑块破裂的原因都可以成为 AMI 的诱因。例如，剧烈活动、情绪激动、疲劳、饱餐、酗酒都可以使心率增快、血压骤升和冠状动脉痉挛而诱发冠状动脉斑块破裂。

2.先兆

多数患者在发病前数日有乏力、胸部不适、活动时心悸、气急、烦躁、心绞痛等前驱症状。心电图 ST 段压低，T 波倒置或增高，即不稳定型心绞痛，如及时住院可使部分患者避免发生 AMI。

（四）症状的评估

（1）胸痛。心前区、胸骨后或剑突下压榨样剧烈的疼痛超过 30 分钟，含服硝酸甘油不能缓解，通常胸痛可放射到双上肢、颈部、肩部、下颌，部分患者仅表现为上腹部疼痛。

（2）全身症状表现为发热、心动过速。

（3）胃肠道症状表现为恶心、呕吐、上腹胀痛、呃逆。

（4）少数患者可无疼痛，一开始就表现为休克、心律失常、心力衰竭。

（五）体征的评估

发作时可出现面色苍白和出汗，烦躁、意识淡漠，大多数患者心率增快，也可减慢（下壁、右室），血压下降、呼吸急促或呼吸困难。

（六）辅助检查评估

1.心电图的评估

（1）梗死部位相应导联 ST 段弓背样抬高。

（2）病理性 Q 波。

（3）T 波倒置。

2.心肌损伤标记物

常用的心肌标记物包括肌酸磷酸激酶（CPK）或肌酸激酶（CK）及其同工酶 MB（CK-MB）、肌红蛋白、肌钙蛋白、肌钙蛋白 T 或 I（cTnT 或 cTnI）、乳酸脱氢酶（LDH）和同工酶 LDH1 等如表 5-1 所示。

表 5-1 急性心肌梗死后血清酶活性时相变化表

酶	开始升高（小时）	到达峰值（小时）	回到正常（日）	正常高限（μg/L）
GOT	6～8	12～48	3～5	<40
LDH	8～18	24～72	4～16	<250
CK	4～12	12～36	2～4	<54.5
CK-BB CK-MB	3～6	12～24	1～2	0（改良 Rosalk 法）

3.超声心动图

通过超声心动图评估梗死相应导联室壁运动情况、射血分数、心脏结构、心包情况等。

4.X 线检查

X 线检查可准确评估肺淤血、肺水肿的情况和心影大小。

5.核素心肌灌注显像

虽可检出梗死区充盈缺损，对诊断 AMI 有确诊价值，但不作为常规检查。

（七）心理因素评估

1.恐惧

急性期患者因持久而剧烈的胸痛，有压榨、窒息和濒死感，不敢翻身或不敢睁眼等，且身处陌生的环境如冠心病监护治疗病房（CCU），亲人的探望又受到限制。这些都会使患者感到紧张、孤独、无助，而产生恐惧心理。此型多见于初发病的患者。

2.焦虑

病情平稳后，患者开始担心疾病的预后，担心以后是否能恢复正常工作和生活，是否会成为家庭、社会的负担，表现出愁眉苦脸、寡言少语、唉声叹气、无精打采、对疾病失去信心等。尤其是 A 型性格者，事业心强，一旦病倒，即有严重的失落感。

3.抑郁

若病情严重，症状反复发作或病情恢复较慢时，患者会担心其家庭、前途和经济，表现出自卑、缺乏兴趣、情绪低沉、悲伤、过分谨慎等，甚至患上抑郁症。据国外有关研究估计，心肌梗死患者在住院期间抑郁症的发生率为34%～45%。心理应激反应很可能是再次诱发和加重AMI的重要因素。因此，医护人员应善于发现患者情绪和行为反应，并寻找应激源，采取有效的应对措施。如及时给予患者安慰、解释、鼓励。

（八）社会因素评估

护士应了解患者的职业、文化、经济条件、家庭的态度、工作单位及其同事的态度，评估并维护家庭和社会对患者的支持程度。良好的社会支持可缓冲AMI患者的应激状态，对维护良好的情绪状态具有重要作用。

三、护理要点

（一）一般护理

（1）执行入院患者一般护理常规。

（2）按医嘱给予特别护理及分级护理。

（3）病室应保持清洁、整洁、安静、舒适、阳光充足、空气清新，室温在18～22℃为宜，相对湿度为50%～60%。

（4）评估心功能。

（5）做好心理护理，调整心态，减轻精神压力，逐渐改变急躁易怒的性格，保持心理平衡。

（6）注意观察药物反应，根据病情对输液患者严格控制滴速。

（二）监测与护理

1.加强监测

AMI早期易发生心律失常，心率和血压的波动。应尽早开始心电图和血压监测，同时注意观察患者的神志、呼吸、出入量、末梢循环情况等。立即建立静脉通道保持通畅及时给药。一般监测时间为3日，对有严重心律失常、左心衰竭或心源性休克者，应根据病情延长监测时间。必要时使用全自动除颤仪监测，插入Swan-Ganz漂浮导管进行血流动力学监测和主动脉内球囊反搏术（IABP）。

2.生命体征监测

（1）神志。定时观察神志变化准确记录，如休克早期患者因缺氧表现烦躁、激动；若逐渐转为表情淡漠、意识模糊、昏迷则表明脑缺氧已加重。

（2）血压。血压不稳定患者需数分钟监测 1 次，血压稳定后根据病情确定间断监测的时间。目前，血压监测一般采用无创自动血压监测，对危重患者给予动脉穿刺留置鞘管进行长时间有创（直接）动脉压监测。

（3）体温。每日测 4 次体温，部分患者在发病后 24~48 小时出现体温升高，一般在 38℃左右，持续 3~5 日消退，使坏死组织吸收热。

（4）脉搏与呼吸。可与血压监测同时进行，若出现脉搏细速、呼吸变快，应及时与医生联系处理。

（5）肾功能监测。准确记录出入量，注意电解质、尿素氮等的变化。

3.心电图监测

患者进入 CCU 后，即应给予持续心电及血压监测，使心律失常及血压变化能得以及时发现和治疗。AMI 的心律失常及血压改变通常在最初 24 小时发生率最高，以后随病情好转逐渐减少。严密心电及血压监测须持续 1~3 日，心电监测的综合导联要求有清楚的 P 波，主波（QRS 波群）向上。电极粘贴牢固。监测中发现下列异常情况，应及时报告医师或加做常规心电图：室性期前收缩>5 次/分钟；室性期前收缩 R-on-T 现象；多源性室性期前收缩及成对或连续的室性期前收缩；一度或二度房室传导阻滞；快速心房纤颤及由心前区不适造成的特异性 ST-T 改变。

4.血流动力学监测

AMI 并有泵功能衰竭者应用 Swan-Ganz 漂浮导管进行血流动力学监测，以了解肺动脉收缩压、舒张压、平均压及肺毛细血管楔压，并通过漂浮导管热稀释法测量心排血量。护士应注意保持管道通畅，每 2 小时肝素盐水冲管 1 次，并根据病情需要定时测量有关数据。

5.吸氧

AMI 患者无论有无并发症都有不同程度的低氧血症。低氧血症是梗死面积扩大的主要因素。吸氧越早越好，方法有鼻导管吸氧法、面罩法。通常在发病早期用鼻导管给氧 24～48 小时，流量为 3～5 L/min，减轻气短、疼痛或焦虑症状，有利于心肌氧合。对严重低氧血症者，经气管插管应用机械通气治疗，根据动脉血氧分压变化调节流量；对伴有慢性阻塞性肺疾病（COPD）的患者，因低氧是刺激呼吸的驱动力，故吸氧浓度和流量不宜过高。

6.缓解疼痛

AMI 发作时剧烈疼痛可使交感神经过度兴奋，引起患者心跳加快、血压升高和心排血量增加，从而增加心肌耗氧量。患者胸骨后或心前区剧烈疼痛可能伴梗死面积扩大及导致心律失常，应尽早迅速按医嘱处理。发病早期可逆性心肌缺血的疼痛和心肌梗死所致的疼痛常混淆在一起，因此要密切观察患者情况。一般先给予患者含服硝酸甘油，随即静脉滴注硝酸甘油。如患者痉挛不能缓解，应给予镇痛药，吗啡为首选镇痛药物。伴有慢性阻塞性肺疾病的患者，禁用吗啡。吗啡用量为 5～10 mg，采用肌内注射或静脉注射。哌替啶镇痛效果较吗啡弱，剂量为 25～50 mg，行肌内注射。在使用镇痛药物过程中，护士要注意评估患者胸痛的性质、程度、部位、发作频率、持续时间及对镇痛药的反应情况，同时注意患者是否有呼吸抑制及血压下降等情况发生。如患者剧烈疼痛持续得不到缓解，可能提示心肌破裂的前兆，又可成为促使休克的因素。因此，当患者发作疼痛时，应立即报告医生及时处理。

7.活动量安排

AMI 无并发症患者卧床休息 3 日，有严重并发症者则需延长，根据患者病情随时调整活动量，循序渐进地提高活动耐力。住院期间的活动是以"不过量"为基本原则的。因此，患者活动的强度不宜过大，时间持续也不要太久，只要能防止功能减退的发生和改善心理障碍就可以。

8.饮食护理

AMI 患者饮食以低脂、低胆固醇、高纤维素、优质蛋白、清淡及少食多餐为原则，最初几日以半流质饮食为主。随患者病情逐渐好转可逐渐改为普食，应选择清淡、易消化的食物。

9.排便护理

保持大便通畅。卧床、食量减少和应用吗啡易引起便秘，因此，患者入院后应遵医嘱常规适当使用缓泻药物，如通便灵、麻仁润肠丸。对有便意但排便困难者，可给予应用开塞露，必要时给予甘油灌肠，以不费力气为原则。因为排便时用力过度会增加患者心脏负荷，诱发心律失常导致心脏破裂甚至死亡。对病情尚未稳定的患者，排便过程中应加强心电监测，一旦出现心律失常，应及时停止排便动作并做相应处理。

10.心理护理

AMI 是急性事件，会引起患者心理应激反应。其反应类型及程度取决于病情的轻重、患者的性格、文化素质及对疾病的认知程度，多表现为紧张情绪、焦虑、疑虑、抑郁等反应。其护理措施一般包括以下几个方面。

（1）创造良好的休息环境，保证病房的清洁、舒适，减少不必要的监护设施及各种机器噪声等应激源。

（2）建立良好的护患、医患关系，当患者进入 CCU 开始，即应予以安慰。在患者住院过程中，应根据病情有计划地进行健康宣教，使之了解相关疾病知识，认清自身当前状况，振作精神与疾病斗争。

（3）护士应具备高度的责任心和娴熟的护理技术，能够准确无误地执行各项治疗和对症护理，促进身心功能的改善和疾病的康复，增加患者的安全感。

（4）做好患者家属工作，交代病情，争取得到充分的理解与合作。探视时间应以时间短、次数多为好，通过家属帮助患者消除孤独感，并树立战胜疾病的信心。

第六章　消化系统疾病护理

第一节　上消化道出血

消化道以十二指肠悬韧带为界，其上的消化道出血称为上消化道出血，其下的消化道出血称为下消化道出血。消化道急性大量出血，临床表现为呕血、黑粪、血粪等，并伴有血容量减少引起的急性周围循环障碍，是临床常见急症。若患者病情严重，可危及生命。上消化道出血常表现为急性大量出血，是临床常见急症。虽然近些年来的诊断及治疗水平已有很大提高，但在高龄、有严重伴随病患者中病死率仍相当高，临床应予高度重视。

一、常见病因

引起上消化道出血病因通常有以下几方面：①上消化道疾病；②门静脉高压引起的食管-胃底静脉曲张破裂或门静脉高压性胃病；③上消化道邻近器官或组织的疾病；④全身性疾病（如血管性疾病、过敏性紫癜、血液病）。

二、护理

（一）护理评估

（1）评估患者的一般身体状况和意识状态。

（2）评估是否为上消化道出血。口、鼻腔、咽喉等部位出血及咯血也可从口腔吐出，或吞咽后再呕出，或经胃肠道后以黑粪排出，均不属于上消化道出血。此外，患者进食大量动物血、肝，服用铁剂、铋剂、碳粉或中药也可使粪便发黑，但一般无光泽，隐血试验为阴性。

（3）评估出血量。患者的呕血与黑粪的持续时间、次数、量、颜色及性质变化可作为出血量的参考。一般粪便隐血试验阳性者提示每日出血量＞5 mL，出现黑粪提示出血量为 50～70 mL，呕血提示胃内积血量在 250～300 mL。呕血及黑粪常混有呕吐物与粪便，故难以估计失血量。临床上常根据全身反应估计出血量，如表 6-1 所示。

表 6-1　出血量估计表

项目	轻度	中度	重度
症状	皮肤苍白、头晕	眩晕、口干、发冷	烦躁不安、出冷汗、四肢厥冷、意识模糊、呼吸深快
血压	正常	下降	显著下降
脉搏（次/分钟）	正常或稍快	100～110	＞120
尿量	减少	明显减少	尿少或尿闭
出血量（mL）	＜500	800～1000	＞1500
占全身血总量（%）	10～15	20	30

（4）评估出血部位。一般而论，幽门以上部位出血多兼有呕血与黑粪，幽门以下出血常引起黑粪。但与出血量的多少及出血速度有关，出血量小或出血速度缓慢的幽门以上的部位出血可仅有黑粪；出血量大、出血速度快的幽门以下部位出血可因血液反流入胃，同时出现呕血与黑粪。

（5）评估出血是否停止。观察中患者出现下列迹象，提示有活动性出血或再次出血。

（二）护理要点及措施

1.体位与保持呼吸道通畅

大出血时患者取平卧位并将下肢略抬高，以保证脑部供血。呕吐时头偏一侧，防止窒息及误吸；必要时用负压吸引器清除气道内的分泌物、血液或呕吐物，保持呼吸道通畅。

2.治疗护理

立即建立多条静脉通道，配合医师迅速、准确地实施输血、输液、止血治疗及用药等抢救措施，并观察治疗效果及不良反应。输液开始宜快，必要时测定中心静脉压（CVP）作为调整输液量和速度的依据。避免因输液、输血过多、过快而引起的急性肺水肿，对老年患者和心肺功能不全者尤应注意。肝病患者忌用吗啡、巴比妥类药物；因库存血含氨量高，易诱发肝性脑病（HE），故患者宜输新鲜血液。

3.病情监测

（1）监测指标。①生命体征：有无心率加快、心律失常、脉搏细弱、血压降低、脉压变小、呼吸困难、体温不升或发热，必要时进行心电监护。②精神和意识状态：有无精神疲倦、烦躁不安、嗜睡、表情淡漠、意识不清甚至昏迷。③皮肤和甲床色泽，肢体温暖或是湿冷，周围静脉特别是颈静脉充盈情况。④准确记录出入量，疑有休克时留置导尿管，测每小时尿量，应保持每小时尿量>30 mL。⑤观察呕吐物和粪便的性质、颜色及量。⑥定期复查红细胞计数、血细胞比容、血红蛋白、网织红细胞计数、血尿素氮、粪隐血，以了解贫血程度、出血是否停止。⑦监测血清电解质和血气分析的变化：急性大出血时，经由呕吐物及鼻胃管抽吸和腹泻，可丢失大量水分和电解质，应注意维持水、电解质、酸碱平衡。

（2）周围循环状况的观察。周围循环衰竭的临床表现对估计出血量有重要价值，关键是动态观察患者的心率、血压。

4.双（三）囊三（四）腔管的应用与护理

熟练操作和插管后密切观察及细致护理是达到预期止血效果的关键。插管前仔细检查，确保患者食道引流管、胃管、食道囊管、胃囊管通畅并分别做好标记，检查两气囊无漏气后抽尽囊内气体备用。协助医师为患者做鼻腔、咽喉部局部麻醉，经鼻腔或口腔插管至胃内。插管至 65 cm 时抽取胃液，检查管段确在胃内，并抽出胃内积血，先向固定（水）囊注入 60 mL 灭菌注射用水，再向胃囊注气 150～200 mL，至囊内压约 6.67 kPa 封闭管口，缓慢向外牵引管道，使胃囊压迫胃底部曲张静脉。如单用胃囊压迫已止血，则食管囊不必充气。如未能止血，继续向食管囊注气约 100 mL 至囊内压为 5.3 kPa 并封闭管口，使气囊压迫食管下段的曲张静脉。管外端以绷带连接 0.5 kg 沙袋，经牵引架做持续牵引。将食管引流管、胃管连接负压吸引器或定时抽吸，观察出血是否停止。

置管期间应注意：①严密观察患者的生命体征，记录引流液的性质、颜色、量及粪便情况，以判断有无继续出血情况，并注意观察双（三）囊三（四）腔管有无移位。如有移位，应立即放松牵引并放气，重新调整位置。②胃囊注气量必须足够，使胃囊充分膨胀，防止牵引三腔管时因胃囊下滑过贲门进入食管压迫气管造成窒息。若患者发生窒息，应立即拔除三腔管。③食管囊注气量不能过大，以免引起患者呼吸困难或食管黏膜坏死。④每隔 12～24 小时给予放松牵引或放气 1 次，以免患者发生压迫性溃疡，每次放气时间为 30 分钟。⑤每 4 小时测气囊压力 1 次并抽取胃液，每次测压后应立即补气 5 mL，如气囊压力低，注气后仍不升，提示气囊已破，需重新更换。⑥双（三）囊三（四）腔管压迫期一般为 72 小时，若患者出血不止可适当延长时间。⑦拔管前口服液状石蜡 30 mL 并抽尽气体，以免损伤黏膜。

5.饮食护理

患者活动出血时应禁食；止血停止 1～2 日渐进高热量、高维生素流食，限制钠和蛋白质的摄入，避免粗糙、坚硬、刺激性食物，且应细嚼慢咽，防止损伤曲张静脉而再次出血。

6.安全护理

轻症患者可起身稍事活动，可上厕所大小便。但应注意有活动性出血时，患者常因有便意而频繁上厕所。如患者在排便或起身时晕厥，应让患者在床上排泄，并加双侧床挡给予保护。

7.心理护理

出血时患者往往有紧张、恐慌的情绪，护士应严密观察患者的心理反应，向患者耐心解释安静休息有利于止血，关心、安慰患者。抢救工作应迅速而不忙乱，以减轻患者的紧张情绪。护士应经常巡视，大出血时陪伴患者，使其有安全感。

（三）健康教育

（1）针对原发病的指导。引起消化道出血的病因有很多，护士应帮助患者及其家属掌握自我护理的有关知识，减少再度出血的危险。

（2）注意饮食卫生和饮食的规律，饮食方面患者应尽量选择营养丰富、易消化的食物；避免过饥或暴饮、暴食；避免粗糙、刺激性食物或过冷、过热、产气多的食物、饮料；应戒烟酒。

（3）患者应保持生活有规律，劳逸结合，保持乐观情绪，保证身心休息。

（4）患者应在医生指导下用药，以免用药不当。

（5）当患者出现恶心、出虚汗、头晕、心悸、黑粪等出血先兆表现时，应立即平卧休息，保持安静，减少身体活动；呕吐时取侧卧位以免误吸，并立即送往医院治疗。此外，慢性病者须定期门诊随访。

第二节　肝性脑病

肝性脑病是严重肝病引起的、以代谢紊乱为基础的中枢神经系统功能失调的综合病症，其主要临床表现是意识障碍、行为失常和昏迷。该病发生机制尚不明确。氨学说、假性神经递质学说、γ-氨基丁酸等神经化学机制是其发病假说。

一、病因与发病机制

（一）病因

大部分肝性脑病可由各型肝硬化（病毒性肝炎肝硬化最多见）引起，也可由为改善门静脉高压的门体分流手术引起，包括经颈静脉肝内门体分流术。如果连轻微肝性脑病也计算在内，则肝硬化发生肝性脑病者可达 70%。小部分肝性脑病见于重症病毒性肝炎、中毒性肝炎和药物性肝性脑病的急性或暴发性肝衰竭阶段。更少见的病因有原发性肝癌、妊娠期急性脂肪肝、严重胆道感染等。

肝性脑病特别是门体分流性脑病常有明显的诱因，常见的有上消化道出血、大量排钾利尿、放腹水、高蛋白饮食、催眠镇静药、麻醉药、便秘、尿毒症、外科手术、感染等。

（二）发病机制

肝性脑病的发病机制迄今尚未完全明确。一般认为，本病的病理生理基础是由肝细胞功能衰竭和门静脉、腔静脉之间有手术造成或自然形成的侧支循环，使来自肠道的许多毒性代谢产物未被肝解毒和清除，便经侧支进入体循环，透过血脑屏障而至脑部，引起大脑功能紊乱。

二、肝性脑病患者的护理

（一）护理目标

（1）维护患者生命体征稳定。

（2）维护患者安全。

（3）维持适当营养，保持体液和电解质平衡。

（4）预防并发症。

（5）促进患者感知恢复，促进心理康复。

（6）提高患者自护能力，提高生命质量。

（7）帮助患者获得家庭照顾和支持。

（二）护理措施

1.维护患者安全

肝性脑病前驱期症状有行为异常和轻度性格改变。行为反常表现为睡眠节律改变、昼夜颠倒、定向力下降、走错病房、随地便溺、打和（或）骂人、衣冠不整等；性格改变表现为萎靡不振、神情恍惚、表情淡漠、烦躁不安、暴躁易怒、语无伦次、口齿不清等。据患者发病先兆或潜在因素采取预防性护理措施，消除诱因和潜在危险因素，降低肝性脑病的发病率和病死率。

（1）全面评价患者情况，包括职业、文化程度、入院方式、性格、生活状况，了解心理学测验和/或电生理检测简易智力状态检查的结果。

（2）观察前驱症状，观察患者精神状态、行为特征，有无性格改变和睡眠倒错。护士应定时巡视病房，特别是夜间。当患者出现症状时，护士用交谈和提问简单问题的方式，了解患者的定向力、计算力等，如询问其姓名、年龄、时间、所处位置，让患者简单计数及加减运算，均可了解患者的精神、意识状态。如果患者在回答时反应迟钝或出现错误，应报告医生，迅速采取治疗措施，防止病情进展。

（3）制定安全防护措施，根据以上观察和评价进行有针对性和预见性的护理。部分早期肝性脑病患者可出现自伤或伤害他人行为，护士除加强巡视外，还应去除病房内的不安全因素，如水果刀、热水瓶、玻璃杯、剪刀，及时与患者家属联系，告知病情，请家属陪护或派专人护理，以免发生意外。对兴奋、躁动不安的患者，应先取出活动义齿，避免脱落误吸。当患者狂躁时，护士应以尊重和蔼的态度对待，不能训斥、伤害患者，必要时加床挡或使用约束带。

2.密切观察病情变化

持续监护患者的心电、血压、呼吸、血氧饱和度等，发现任何生命体征的恶化应及时通知医生，有意识行为状态的变化要重视并报告医生。

3.保持呼吸道通畅

对神志不清的患者要防止误吸、窒息和吸入性肺炎，维持头偏向一侧的体位。必要时给予患者氧气吸入，备好吸引器，分泌物多时应及时吸出。

4.建立有效的静脉通道

选择体表大静脉如桡静脉、肘窝静脉、大隐静脉建立静脉通道，或锁骨下静脉、颈内静脉或股静脉等处行中心静脉置管，不仅可以输液、输血，还可监测 CVP。静脉置管后连接三通接头，可同时进行多路输液或输血，适用于上消化道大失血需迅速扩充血容量的患者。经锁骨下静脉快速输血、输液时，注意防止液体滴空导致气栓。经外周静脉导入的中心静脉置管不能用来输血和蛋白质。

5.准确记录出入量，保持体液、电解质平衡

重症患者留置导尿，记录所有可以测量的入量和出量。对长期应用利尿剂、大量腹水的患者，应定时称体重、测量腹围，保持每日体重下降≤500 g。注意电解质化验结果及单位时间内出入量的平衡情况。

6.脑水肿的护理

早期脑水肿患者如抢救不及时，可演变成脑疝而导致死亡。病房环境要安静，减少刺激。患者头抬高 $30°\sim45°$，降低颅内静水压。护理人员可通过密切观察患者的定向力、对语言和物理刺激的反应，及早对其意识改变做出判断。监测患者的生命体征和瞳孔的变化，血压升高、脉搏有力但缓慢可能是颅内高压危象的征兆，出现头痛、频繁剧烈的喷射状呕吐、烦躁等脑疝前驱症状，应及时报告医生，采取有效的抢救措施。对脑水肿患者，应严格限制入液量，保持呼吸道通畅，吸氧；对高热者行物理降温，并及时使用脱水剂。应用脱水剂时注意血容量一过性升高可能诱发心力衰竭、肺水肿，必要时使用冰帽，降低患者颅内温度，减少耗氧量，保护脑细胞功能。

7.消化道出血

消化道出血常诱发或加重肝性脑病。发现出血先兆，如患者有胃部灼热感、恶心等症状，则提示有上消化道出血的可能，应尽早做好抢救准备工作。对此，应有专人护理，稳定患者情绪，使患者静卧，头部抬高并转向一侧。密切观察患者的意识、血压、心率，有无面色苍白、冷汗、虚脱、呕血、黑粪或血便等症状。出现大呕血时，护士应立即协助患者迅速将口腔及呼吸道的血块吸出，防止窒息，并建立有效静脉通道。大呕血发生后绝对卧床、禁食，输新鲜血液，静脉补液。给予患者止血药物，用弱酸液灌肠使肠内 pH 值保持在 $5\sim6$，清除肠道积血。忌用碱性溶液导泻，保持每日大便 $2\sim3$ 次。

8.预防感染

继发感染是肝性脑病的重要诱因，积极防治感染是降低死亡率的关键措施之一。重型肝炎、肝硬化患者免疫功能低下，对细菌和毒素的清除能力下降，极易并发呼吸道、肠道等部位的感染。

（1）护理人员应严格执行消毒隔离制度，病房定期消毒，隔日空气消毒，每日用 1：2000 的消毒液擦拭地面、室内家具等。

（2）监测患者体温变化，避免交叉感染。帮助患者至少每隔 2 小时翻身 1 次，定时深呼吸和咳嗽，预防呼吸道感染；加强患者口腔护理，每日用生理盐水棉球清洗口腔 $3\sim4$ 次，保持其口腔清洁，预防口腔感染；静脉穿刺、置管、抽液等要严格执行无菌操作。

9.休息和营养

（1）休息。重症患者应绝对卧床休息。卧床休息降低肝细胞耗氧，增进肝脏血流量，有利于肝细胞修复。

（2）饮食护理。对患者及其家属讲解饮食中蛋白质摄入与肝性脑病的关系，限制蛋白质摄入是治疗肝性脑病的措施之一。肝性脑病早期限制蛋白质在每日 30 g 以下。患者昏迷期间禁止蛋白质摄入，神志清醒后可逐渐增加，隔日增加 10 g，直至每日 40～60 g。蛋白质应以植物蛋白为主，因其含支链氨基酸和非吸收性纤维较多，被肠菌酵解产酸利于氨的排除，减少氨的吸收。由于患者免疫功能低下，胃肠功能虚弱，饮食不当极易出现胃肠功能紊乱，引起水、电解质失衡。选择患者喜欢的食物种类和烹调方法，少食多餐，进高热量的糖类，富含维生素、低脂肪、少渣、易消化的食物；应给予腹水患者无钠或低钠饮食，每日摄钠量应 ＜250 mg，无钠、水潴留者的摄钠量每日应小于 3 g，饮水量小于 1000 mL，禁酒精类饮料。了解患者的进食情况，对于院外食物，护士应检查其是否符合患者病情所需。

10.促进患者感知恢复

通过音乐、轻声叫患者的名字或讲解正在进行的护理操作（即使患者不一定有反应）等声音刺激、图画，以及亲朋好友的探视等，训练患者的定向力、智力。每日根据患者的病情进行被动和主动肢体功能锻炼。

11.预防皮肤受损

肝性脑病患者由于躁动不安或意识障碍，常造成局部皮肤擦伤或压疮。

（1）密切观察患者的全身皮肤情况，随时保持床单整洁、平整、无碎屑，及时更换被污染的床单。使用气垫床，每 1～2 小时翻身 1 次，防止压疮发生。

（2）严重黄疸时会出现皮肤瘙痒，指导清醒的患者洗澡，保持身体清洁。患者应穿着质料柔软、透气、吸汗的衣服。当患者瘙痒严重时，应报告医生，使用局部冷敷、薄荷油涂擦的方法，减轻患者的不适。入院即给患者剪短手指（趾）甲并磨平，防止患者抓破自己的皮肤，护士应指导患者瘙痒时用手背或手掌轻擦或轻拍痒处。

（3）采取措施防止患者坠床，要避免因固定不当造成皮肤损伤。

12.保持情绪稳定

为促进患者心理健康，护士应提供情感照顾，使患者保持稳定情绪。

（1）患者应避免精神紧张与不良刺激，以免加重中枢神经系统功能失调。慢性肝病患者由于病情重、病程长、易反复、并发症多、医疗费用高、预后差等原因，常有烦躁、焦虑、紧张、抑郁、悲观等心理问题，对疾病失去信心甚至不配合治疗。护士应针对不同的心理问题，及时给予耐心的解释和劝导，帮助和理解患者，建立信任的护患关系。在日常护理时，护士要尽量减轻患者的痛苦。向患者列举以往治疗成功的病例，提供患者之间的交流平台，发挥榜样作用，增强患者战胜疾病的信心，增加对治疗的依从性。

（2）若患者焦虑不安或无法安静卧床休息时，应指导患者松弛技巧，避免使用具有肝脏毒性的巴比妥类和精神安定剂。

13.健康指导

提高患者自我护理能力，从而提高患者的生活质量，减少并发症。

（1）向患者讲解肝性脑病的有关知识，如病因、发病机制及诱因，说明疾病的康复需要较长的过程。

（2）指导患者保持良好心态，认识通过自我护理可稳定或延缓疾病的发展，随时指导患者自己完成简单的护理。

（3）指导患者建立健康的生活方式，养成良好的生活习惯，避免各种诱因。根据病情遵医嘱合理饮食，保持大便通畅，不滥用损害肝脏的药物，避免各种感染，戒烟酒等。注意季节变化，随时增减衣服，防止患者感冒。出院时帮助患者制订渐进的活动计划。

（4）指导和强调坚持用药，向患者介绍服用药物的作用，不良反应，服用方法、剂量，出现不良反应如何应对。

（5）指导患者观察病情，出现乏力、食欲缺乏、尿黄加重或呕血、黑粪等，应立即就诊。告知患者出院后须定期复诊，随时复诊的指征及联系电话。

14.家庭关照

帮助患者获得家庭照顾。家庭支持是患者最重要的社会支持系统。由于肝性脑病患者大多有慢性肝病史，生活需人照顾，家庭成员长期负担重，一旦照顾任务再加重，家庭成员可能出现照顾角色困难。

（1）护士应以理解和同情的态度与照顾者进行交流，评估照顾者的困难和应对能力，如医学知识、文化程度、年龄、体力，并给照顾者提供各种社会支持。肯定照顾者对患者疾病转归所起的重要作用，护士应鼓励其给予患者长期精神支持和生活照顾。

（2）通过讲座、个别床边指导、书面资料，提供获取信息的路径等方式给照顾者提供多种帮助。明确指导照顾者如何为患者提供合理饮食、舒适体位，如何保证安全、用药知识，给患者提供精神安慰。同时，护士还应协助照顾者制订照顾计划。

（3）指导照顾者学会观察患者的病情，特别是性格、行为变化，及时就医，防止患者病情恶化。

第三节　原发性肝癌

原发性肝癌是指由肝细胞或肝内胆管上皮细胞发生的恶性肿瘤。原发性肝癌是我国常见的恶性肿瘤之一，其病死率在消化系统恶性肿瘤中居第三位，仅次于胃癌和食管癌。近年来，其发病率有上升趋势，全世界每年平均约有25万人死于肝癌，而我国占其中的45%。本病多见于中年男性，男女比例为（2～5）：1。

一、常见病因

原发性肝癌的病因尚未完全明确，根据高发区流行病学调查，可能与下列因素有关：①病毒性肝炎；②肝硬化；③黄曲霉毒素。④饮用水污染；⑤遗传因素；⑥其他。一些化学物质如亚硝胺类、偶氮芥类、有机磷农药、乙醇均为可疑的致癌物质。肝小胆管中的华支睾吸虫感染可刺激胆管上皮增生，是导致原发性胆管细胞癌的原因之一。

二、护理

（一）护理评估

1.健康史及相关因素

健康史及相关因素包括家族中有无系列肝癌发病者，初步判断肝癌的发生时间，有无对生活质量的影响。

（1）一般情况：患者的年龄、性别、职业、婚姻状况、营养状况等。尤其注意与现患疾病相关的病史和药物应用情况及过敏史、手术史、家族史、遗传病史和女性患者生育史等。

（2）发病特点：患者有无上腹部疼痛、疼痛程度、食欲减退及消瘦。

（3）相关因素：家族中有无肝癌系列癌发病者，是否有病毒性肝炎。

2.身体状况

（1）局部：肿块位置、大小，肿块有无触痛、活动度情况。

（2）全身：重要脏器功能状况，有无转移灶的表现及恶病质。

（3）辅助检查：心、肺、肾功能检查，肝功能储备检查，肝胆影像学检查。

（二）护理要点及措施。

1.术前护理要点及措施

（1）全面评估患者：包括健康史及其相关因素、身体状况、生命体征，以及神志、精神状态、行动能力等。

（2）做好心理护理：通过交流和沟通，了解患者及其家属的情绪和心理变化，采取诱导方法逐渐使其接受并正视现实；医护人员应热情、耐心、服务周到，对患者给予同情、理解、关心、帮助，告诉患者不良的心理状态会降低机体的抵抗力，不利于疾病的康复。解除患者的紧张情绪，更好地配合治疗和护理。

（3）观察腹部疼痛程度：遵医嘱给予镇痛药或采用镇痛治疗。

（4）饮食营养护理：指导患者进食高蛋白、高糖类、高维生素、低脂肪的普通饮食或半流质饮食，必要时提供营养支持或补充蛋白等。

（5）做好术前指导。

2.术后护理要点及措施

（1）按肝胆外科术后一般护理常规。

（2）患者术后清醒返回病房后，给予去枕平卧位，头偏向一侧；麻醉完全清醒后若病情允许，可取半卧位，以降低切口张力，从而利于呼吸和引流。为防止术后肝断面出血，一般不鼓励患者于早期进行活动。术后 24 小时内应平卧休息，避免剧烈咳嗽。

（3）术后给予患者持续低流量吸氧 1～2 日，接受半肝以上切除者，间歇给氧 3～4 日。

（4）病情观察：密切观察患者的心、肺、肾、肝等重要器官的功能变化，生命体征和血清学指标变化。

（5）密切观察患者伤口有无渗血，一旦发现，应观察出血量、速度、血压、脉搏；如有休克征象，应及时报告医师，及时进行处理。除药物止血外，必要时准备手术止血。

（6）引流管的护理：术后患者留置腹腔引流管、胃管、尿管，活动、翻身时要避免引流管打折、受压、扭曲、脱出等。保持引流管通畅，定时挤压引流管，避免患者因引流不畅而造成感染，腹腔引流管引流的血性液应每日更换引流袋以防感染。

（7）引流液的观察：术后患者引流液的观察是重点。每日记录和观察患者引流液的颜色、性质和量。如在短时间内引流出大量血性液体，应警惕患者发生继发性大出血的可能，同时密切监测患者血压和脉搏的变化，发现异常，应及时报告医师给予处理。若患者引流液含有胆汁，应考虑胆漏。

（8）体液平衡的护理：准确记录患者 24 小时出入量，监测水、电解质，保持内环境稳定。

（9）术后并发症护理。①腹腔内出血：术后密切监测患者的血压、脉搏及腹腔引流液的性质及量，做好记录，发现异常立即报告医师，按医嘱正确使用止血药物，必要时输血。②低蛋白血症：密切注意患者的血浆白蛋白水平，隔日查白蛋白及总蛋白含量。注意监测患者腹围及体重。大量输入白蛋白时，注意患者有无不良反应。③肝衰竭：观察患者神志情况，是否出现肝性脑病前驱症状（如嗜睡、烦躁不安），严密观察其血氨的变化。④胆瘘：观察患者腹腔引流液的性质，术后早期可有少量胆汁自肝断面渗出，沿腹腔引流管或腹壁伤口溢出胆汁样液体。胆汁瘘多发生于术后 5～10 日。表现为发热、右上腹痛、腹肌紧张及腹膜刺激征。护理：保持引流管引流通畅，做好观察和记录，胆汁渗漏量较少，可在 2 周左右停止，发生胆漏，应配合医生给予充分引流、防治感染和营养支持。⑤膈下脓肿：术后注意监测和观察患者的体温、脉搏、血象和腹部情况。如手术后 3 日患者体温持续不降，伴有白细胞升高、腹胀，应考虑为膈下感染，须立即报告医师进行处理。遵医嘱进行抗生素治疗并给予营养支持，以增强患者机体的抵抗力。

（三）健康教育

（1）出院前向患者及其家属详细介绍出院后有关事项，并将有关资料交给患者或家属，告知患者出院后要定期复诊，建议每 3 个月至少复查 1 次。

（2）告诫患者术后应注意劳逸结合，避免过度劳累，适当进行户外活动及轻度体育锻炼，如散步、下棋、打太极拳，以增强体质，预防感冒，戒烟、酒，尽量避免到人多的公共场所。

（3）患者应保持心情舒畅和充足的睡眠，每晚持续睡眠应在 6～8 小时。

（4）告诫患者如有异常情况，应及时来院就诊。

（5）饮食指导：鼓励患者进食高热量、高维生素、低脂肪、易消化的食品，少吃动物脂肪、动物内脏、油炸、辛辣食品。饮食规律，注意食物搭配，合理营养。

（6）亲属指导：患者亲属要关心患者，经常陪伴患者参加户外活动；多交流了解患者的思想状况，让患者及时了解外面发生的事情；应让患者保持良好的心境，忌生气。

第四节　急性胰腺炎

急性胰腺炎（AP）是多种病因导致胰酶在胰腺内被激活后引起胰腺组织自身消化、水肿、出血甚至坏死的炎症反应。病变程度轻重不等，轻者以胰腺水肿为主，临床多见，病情常呈自限性，预后良好，又称"轻症急性胰腺炎"（MAP）。少数重者的胰腺出血坏死，常继发感染、腹膜炎和休克等多种并发症，病死率高，称为重症急性胰腺炎（SAP）。

一、常见病因与发病机制

临床上常见的病因有胆石症、酗酒，占病因的 80%，其他还有创伤、暴饮暴食、代谢异常、感染、药物等。

发病机制迄今未完全明确，在正常情况下，胰腺腺泡细胞内酶蛋白的形成与分泌过程处于与细胞质隔绝状态，胰腺各种蛋白酶进入十二指肠前，均处于无活性或微活性的酶原状态，上述各种病因导致胰胆管梗阻、十二指肠液反流、胰胆管内压力增高，均可在胰腺内激活各种胰酶原形成急性胰腺炎。当激活的胰酶进入全身血液循环时，引起远处脏器和全身酶系统损伤，产生大量炎症介质和细胞因子，引起全身炎症反应综合征。

二、护理

（一）护理评估

了解患者有无腹胀、腹痛及腹痛程度，生命体征情况，皮肤是否有感染，是否有恶心呕吐症状；有无外伤手术史、胆道梗阻疾病史；有无暴饮暴食的生活习惯；检查腹部肿块位置、大小、有无触痛、活动度情况；了解特殊检查、血清淀粉酶、脂肪酶及有关手术耐受性检查的情况。

（二）护理要点及措施

1.术前护理要点及措施

（1）按肝胆外科疾病术前护理常规。

（2）全面评估患者的一般情况，包括体温、脉搏、呼吸、血压、神志、行动能力、健康史、精神状态及身心状况等。

（3）心理护理：对患者给予同情、理解、关心、帮助，告诉患者不良的心理状态会降低机体的抵抗力，不利于疾病的康复。解除患者的紧张情绪，使其更好地配合治疗和护理。

（4）观察患者的腹痛、腹胀程度，及时报告医师处理，疼痛剧烈时遵医嘱给予镇痛药物。

（5）饮食护理：轻症者可进少量清淡流质食物，忌食脂肪、刺激性食物。重症者需严格禁饮食，以减少或抑制胰液分泌。病情重者或腹胀明显者，应行胃肠减压。

（6）持续腹腔冲洗者，严格记录出入量，保持引流通畅，当患者出入量不平衡时及时查找原因，并做好皮肤护理。

（7）做好术前护理：备皮，给患者口服泻药，如果在 19:00 前大便尚未排干净，应于睡前进行清洁灌肠。

（8）做好术前指导：嘱患者保持情绪稳定，避免过度紧张焦虑，备皮后洗头、洗澡、更衣，准备好术后需要的各种物品，如一次性尿垫、痰杯，术前 22:00 开始禁食、水，术晨取下义齿，贵重物品交由家属保管。

2.术后护理要点及措施

（1）按肝胆外科术后一般护理常规及全麻手术后护理常规护理。

（2）病情观察：严密观察患者生命体征的变化，尤其是血压、脉搏的变化。观察记录神志、每小时尿量、腹部体征，同时应注意血常规、电解质、血气分析和心电图等检测结果的变化。若患者出现神志淡漠，黄疸加深，每小时尿量减少或无尿，肝、肾功能异常，血氧分压降低或代谢性酸中毒及凝血酶原时间延长等，提示多器官功能障碍，应及时报告医师并协助处理。

（3）引流管的护理：术后患者留置切口引流管及尿管，活动、翻身时要避免引流管打折、受压、扭曲、脱出等。引流期间保持引流通畅，定时挤压引流管，避免因引流不畅而造成感染。

（4）引流液的观察：术后患者引流液的观察是重点，每日记录和观察引流液的颜色、性质和量，如在短时间内引流出大量血性液体，应警惕发生继发性大出血的可能，同时密切监测患者血压和脉搏的变化，发现异常及时报告医师给予处理。

（5）基础护理。①患者术后清醒后，可改为半卧位，以利于伤口引流及减轻腹压和疼痛。②患者卧床期间，应协助其保持床单位整洁和卧位舒适，定时翻身，按摩骨突处，防止皮肤发生压疮。③满足患者生活上的合理需求。④做好晨晚间护理。⑤每日行口腔护理、雾化吸入2次，冲洗会阴1次。

（6）专科护理：住院期间还应注意以下几点。①胃肠减压管的护理。通胃肠减压管的目的：一是抽出患者胃内分泌物；二是减少胃内容物刺激胰液分泌，减少胰肠吻合口漏的机会。保证胃肠减压管在位与通畅。②饮食护理：患者一般需要禁食时间较长，禁食期间可置三腔胃管或行胃造瘘给予肠内营养，同时给予静脉营养。可进食后，应先进白开水、米汤、薄粥等流质，当患者无不适后再缓慢增加进食量，避免吃甜食和油腻饮食，切勿暴饮暴食及饮酒。③并发症的预防：胰瘘多为胰液的强腐蚀性使胰液侵蚀周围组织形成窦道。多发生在术后5～7日，表现为上腹部剧烈疼痛伴发热。胰液从引流管流出，引流液淀粉酶明显升高。为预防胰瘘，遵医嘱应用胰酶抑制药，如善宁、生长抑素、乌司他丁争取最佳疗效。④术后出血观察：主要观察伤口敷料情况及引流管有无血性不凝液体流出，结合生命体征，有无活动性出血可能。发生出血时及时通知医师进行处理。

（三）健康教育

一般地，急性胰腺炎患者治疗出院后，即使已恢复正常饮食，也并不意味着身体已完全康复。因此，患者术后的恢复、调理、随访非常重要。

1.避免胰腺炎再次发作

在我国，大多数急性胰腺炎由胆道疾病引起。因此，待急性胰腺炎病情稳定、患者全身情况逐渐好转后，应选择合适时机积极治疗胆道结石。酒精性胰腺炎患者首先要做的事情便是禁酒。暴饮暴食导致胰腺炎者应避免重蹈覆辙。高脂血症引起的胰腺炎者应长期服降脂药,并摄入低脂、清淡饮食。

2.定期随访,防止并发症

胰腺炎恢复期,炎症只是局限化了,而炎性渗出物往往需要3～6个月才能完全被吸收。在此期间,有一些患者可能会出现胰腺囊肿、胰瘘等并发症。如果患者发现腹部肿块不断增大,并出现腹痛、腹胀、呕血、呕吐等症状,则需及时就医。

3.帮助胰腺恢复功能

急性胰腺炎后,胰腺的内外分泌功能往往有不同程度的损害。外分泌功能损害表现为消化功能减退,特别是对脂肪和蛋白质的消化能力降低,可出现胃口差、体重下降、腹胀、腹泻,往往还伴有特征性脂肪泻,即大便中可以看到脂肪滴及未消化的纤维等食物残渣。这种外分泌功能的损害通常不容易恢复,因此治疗上只能采用胰酶替代疗法。胰腺内分泌损害者可导致糖尿病,应该在医师的指导下进行治疗。

4.加强营养促进恢复

如果患者的胰腺外分泌功能无明显损害,可以进食以糖类及蛋白质为主的食物,减少脂肪的摄入,特别是动物脂肪。如患者的胰腺外分泌功能受损,则可在胰酶制剂的辅助下适当加强营养。

第七章　泌尿系统疾病护理

第一节　肾小球肾炎

一、急性肾小球肾炎

急性肾小球肾炎简称"急性肾炎"，是以急性肾炎综合征为主要表现的一组疾病。其特点为起病急，患者出现血尿、蛋白尿、水肿和高血压，可伴有一过性氮质血症。本病好发于儿童，男性居多。常有前驱感染，多见于链球菌感染后，其他细菌、病毒和寄生虫感染后也可引起。

（一）常见病因

急性肾小球肾炎常发生于上呼吸道感染（多为扁桃体炎）或皮肤感染（多为脓疱疮）后，感染导致机体产生免疫反应而引起双侧肾脏的炎性反应。

（二）护理

1.评估

（1）健康史：询问患者发病前 2 个月有无上呼吸道感染史，以及起病的急缓、就诊原因等。

（2）身体状况：评估患者有无水肿，水肿的部位、程度、特点；有无高血压及其程度；有无局部皮肤感染灶存在。

（3）心理及社会因素：患者多为儿童及青少年，对疾病认识不足，配合困难，家属往往表现出急躁情绪，患者因病休学，不能参加正常活动，易导致患者产生不良情绪。根据患者具体情况评估患者及其家属的情绪表现类型及原因。

（4）辅助检查：评估尿液检查异常程度及变化过程。

2.护理要点及措施

（1）一般护理：急性期患者应绝对卧床休息，以增加肾血流量和减少肾脏负担。尿液检查只有蛋白尿的镜下血尿时方可活动。患者病情稳定后可逐渐增加运动量，但1～2年内仍应避免强体力劳动和剧烈运动。水肿、高血压或心力衰竭时，患者应严格限制钠盐的摄入，每日少于3 g；急性期为减少蛋白质的分解代谢，患者应限制蛋白质的摄入，每日为30～40 g；当血压下降、水肿消退，尿蛋白减少后，患者即可逐渐增加盐和蛋白质的摄入，但仍应低于正常值。患者应限制液体摄入量，每日入液量约为全日排尿量+500 mL；在饮食上应注意摄入热量充足易于消化和吸收的食物；长期卧床的患者，还应注意观察其皮肤变化情况，防止压疮发生。

（2）病情观察：观察患者水肿范围、程度，有无胸腔积液、腹水，有无呼吸困难、肺部湿啰音等急性左侧心力衰竭的征象；监测患者高血压动态变化，观察有无头痛、呕吐、颈项强直等高血压性脑病的表现；观察患者尿液及肾功能的变化，及时发现有无肾衰竭的可能。

（3）用药护理：使用利尿药要观察患者有无低血钾、低血钠及低血容量性休克的表现，用药期间严密观察患者生命体征，准确记录出入量，定期查看电解质及血气分析结果，防止发生并发症。

（4）心理护理：患者尤其是儿童，对长期卧床会产生抵触和焦虑的反应，表现为急躁、不能配合治疗。护士应给予关心、解释，随时注意患者的情绪变化，给予积极的引导，尽量解决患者卧床期间所需；为患者提供良好的休养环境。

3.健康教育

（1）预防指导：注意加强健康观念，患者应适当锻炼，增强体质。同时，还应该少去封闭的公共场所，预防呼吸道感染。

（2）生活指导：患者应注意个人卫生，防止皮肤化脓感染，养成良好、规律的作息习惯，掌握饮食护理的意义和原则，能够符合低盐饮食和低蛋白饮食的标准。此外，还应掌握皮肤水肿的观察和护理方法。

（3）用药指导：患者应遵医嘱正确使用抗生素、利尿药及降压药等，掌握不同药物的名称、剂量、给药方法，并观察各种药物的疗效和不良反应。

（4）心理指导：患者应增强战胜疾病的信心，保持良好的心境，积极配合诊疗计划。

二、慢性肾小球肾炎

慢性肾小球肾炎简称"慢性肾炎"，是指起病方式不同、病情迁延、病变进展缓慢，最终发展为慢性肾衰竭的一组疾病。肾小球疾病患者以青、中年男性居多。基本临床表现为蛋白尿、血尿、水肿、高血压、肾功能损害。由于不同的病例类型及病程阶段，疾病表现可多样化。

（一）常见病因

仅少数人的慢性肾小球肾炎是由急性肾小球肾炎发展而来的。一般认为，本病的起始因素为免疫介导性炎症，但随着疾病的进展，也有非免疫非炎症因素参与。

（二）护理

1.评估

（1）健康史：询问患者有无感染、劳累、妊娠和使用肾毒性药物的诱因存在；发病前有无呼吸道感染和皮肤感染等病史；既往有无急性肾炎病史，发病时间及治疗后情况。

（2）身体状况：评估患者的皮肤、眼睑有无苍白；有无水肿，水肿的部位、程度、特点；有无高血压及其程度；有无心肌损害体征。

（3）心理及社会因素：慢性肾炎病程长，长期服药治疗效果不理想，容易使患者及其家属感到焦虑不安，后期并发症多，病情呈恶化趋势，肾功能逐渐走向衰竭，患者情绪易受到影响，产生悲观情绪。

（4）辅助检查：评估患者尿蛋白、肾功能受损的程度，有无贫血、血脂改变。

2.护理要点及措施

（1）一般护理：慢性肾炎患者应保证充分的休息和睡眠，并应有适度的活动。肥胖患者应通过活动减轻体重，减少肾脏和心脏的负担。病情急性加重及伴有血尿、心力衰竭、感染的患者，应限制活动。

慢性肾炎的患者肾小管重吸收作用不良，在尿量正常的情况下，应充分饮水，增加尿量以排泄体内废物。在肾功能减退，尿量减少的情况下，每日饮水量应约等于全日排尿量+500 mL。

患者应保持正常饮食，高血压及肾功能损害患者应限制食盐量每日在3～4 g，蛋白质每日为15～25 g，且应以优质蛋白为主，使之既能保证身体所需的营养，又可达到低磷饮食的需要，起到保护肾脏的作用。另外，应该为患者提供足够的热量、富含维生素、易消化的食物，适当调高糖和脂类在饮食热量中的比例，以减轻自体蛋白质的分解，减轻肾脏负担。

（2）病情观察：密切观察血压变化，血压的突然升高或持续高血压状态可加重肾功能的恶化。注意观察患者水肿的消长情况，有无胸闷、气急及腹胀等胸腔积液的征象。监测患者的尿量变化及肾功能，警惕肾衰竭的发生。

（3）用药护理：使用利尿药注意监测有无电解质、酸碱平衡紊乱，如低钾血症、低钠血症；肾功能不全的患者在使用血管紧张素转化酶抑制剂（ACEI）降压时，应检测电解质，防止高血钾。另外，注意观察患者有无持续性干咳的不良反应，严重的要及时报告医师并更换药品；用抗血小板聚集药时，注意观察患者有无出血倾向，监测出血、凝血时间等；激素或免疫抑制药用于肾炎伴肾病综合征的患者，应观察糖皮质激素类药物的不良反应。

（4）心理护理：本病病程长，病情反复，长期服药疗效差，不良反应大，预后不良。患者易产生悲观、恐惧、抑郁等不良情绪，且长期患病使患者生活、工作能力下降，经济负担加重，进一步增加了患者及其家属的思想负担。护士应积极主动地与患者沟通，鼓励其说出内心感受，对其提出的问题予以耐心解答，与患者亲属一起做好患者的疏导工作。建立长期联系沟通方式，关注居家康复护理，使患者以良好的心态面对现实。

3.健康教育

（1）预防感染：保持环境清洁、空气流通；患者应注意休息，避免剧烈运动和过重的体力劳动；减少前往封闭公共场所的机会，预防呼吸道感染，注意个人卫生习惯，预防尿路感染；出现感染症状应立即就医。

（2）生活指导：患者应严格按照饮食计划进餐；劳逸结合，从事力所能及的工作和家务；学会与疾病有关的家庭护理常识，如控制饮水量、限盐饮食。

（3）妊娠指导：患者在血压和肾功能正常的情况下，在医师的指导用药情况下，可妊娠。服用免疫抑制及细胞毒性药物，或在肾功能异常的情况下应严格避孕，必要时进行人工流产。

（4）用药指导：患者应掌握利尿药、降压药等各种药物的使用方法、用药过程中的注意事项；在医师的指导下用药，不随意使用不明配方的中药，不轻信偏方。

（5）心理指导：患者应明确不良心理对疾病的危害和对治疗效果的影响，学会有效地调适心态的方法，主动配合治疗，建立积极的生活心态。

第二节　肾病综合征

肾病综合征简称"肾综"，是指由多种病因引起的，以肾小球基膜通透性增加伴肾小球滤过率（GFR）降低等肾小球病变为主的一组综合征。肾病综合征不是一个独立的疾病，而是肾小球疾病中的一组症候群。肾病综合征典型表现为大量蛋白尿、低白蛋白血症、高度水肿、高脂血症。

一、常见病因

肾病综合征根据病因分为原发性和继发性。前者之诊断主要依靠排除继发性肾病综合征。继发性肾病综合征的原因有很多，如感染、药物损害、过敏及免疫异常、新生物、系统性疾病、代谢性疾病、遗传性疾病。

二、护理

（一）护理评估

水肿：颜面、双下肢及全身轻、中、重度水肿。

（二）护理要点及措施

（1）病情观察。①意识状态、呼吸频率、节律、呼吸音、心率；②自理能力和需要，有无担忧、焦虑等异常心理。

（2）症状护理（水肿皮肤的护理）。①衣服宜柔软、宽松；内衣为棉织品，勤洗换。②床单位保持清洁干燥，平整无褶皱。③定期修剪指甲，防止划伤或抓伤皮肤引起感染。④鼓励患者经常更换卧位，防止压疮发生。患者自行翻身困难，护士应协助翻身。动作轻柔，避免托、拉、拽，防止皮肤擦伤。鼓励患者适当下床活动，有利于促进水肿消退、改善消化系统功能、增进食欲。⑤尽量避免肌内注射，如必须注射，应严格执行无菌操作，注射后按压针孔至无渗液为止。⑥对皮肤破溃感染严重者，用生理盐水清洗创面，清洗后用呋喃西林湿敷，症状减轻后，每日用碘棉签消毒，保持创面干燥。⑦对阴囊水肿严重者，用呋喃西林湿敷，防破溃。⑧对高度水肿患者，详细记录出入量。肾脏穿刺时严格控制入量，防止心力衰竭发生。

（3）一般护理。①肾病综合征时患者应以卧床休息为主，减少外界接触以防交叉感染；但应保持适度床上及床旁活动，以防血栓形成。当肾病综合征缓解后可逐步增加活动，如活动后尿蛋白增加则酌情减少活动。②患者水肿时给予低盐饮食，每日食盐摄入量低于 3 g。重度水肿时应忌盐，严格控制摄入量。少尿和高钾时必须限制含钾多的食物，如豆类、肉类、香蕉、葵花子等。③做好口腔护理和皮肤护理，患者应保持衣裤清洁，勤更换内衣内裤。④鼓励患者表达心中的焦虑，给其提供适当的帮助。⑤在使用糖皮质激素及免疫抑制剂的过程中切忌随意性，即不完成疗程随意停药，致使疗效不能显现，或盲目延长疗程，加大剂量会造成严重的不良反应。

（三）健康教育

（1）患者应注意休息，避免劳累，防止感冒。

（2）按医嘱服药，禁用肾毒性药物，如新霉素、链霉素、庆大霉素。

（3）定期复查尿常规、血生化、24 小时尿蛋白定量。

（4）如果口服激素，禁止自行停用或减量。

（5）如为肾穿刺后，需按肾穿刺宣教的要求限制活动。

（6）在治疗期间，患者如有感冒、发热、感染情况出现，应及时就医，避免并发症加重。

（7）适当运动，禁止剧烈运动、重体力劳动，以散步为宜。

（8）低盐饮食。

第三节　尿路感染

尿路感染是指病原体侵犯尿路黏膜或组织引起的尿路炎症。尿路感染是临床常见病和多发病，是所有微生物感染中最常见的临床类型之一。尿路感染可发生在从婴儿到老年的各个年龄段。女性尤其是妊娠期妇女的发生率更高。尿路感染的临床症状较为复杂，可表现为急、慢性肾盂肾炎，急、慢性膀胱炎，无症状性细菌尿，也可引发严重并发症如败血症、感染性休克等，少数反复发作或迁延不愈，导致肾衰竭。

一、常见病因

（一）上行感染

上行感染是主要的感染途径。当机体抵抗力下降或尿道黏膜有轻微损伤时，或者细菌的毒力大，黏附尿道黏膜和上行的能力强时，容易侵袭膀胱和肾脏，造成感染。由于女性尿道口靠近肛门，且女性尿道比男性短而宽，女性的尿道口常被粪便污染，故更易致病。

（二）血行感染

细菌从身体内的感染灶（如扁桃体炎、鼻窦炎或皮肤感染）侵入血流。到达肾脏和尿路其他部位引起感染，引起肾盂肾炎。致病菌以球菌多见，如金黄色葡萄球菌。

（三）淋巴道感染

膀胱、输尿管及肾脏的淋巴管是相通的，右升结肠和右肾之间有淋巴管相通，故在盆腔器官炎和结肠炎、阑尾炎时，细菌可沿淋巴系统到达肾脏。

（四）直接感染

外伤或邻近肾脏的脏器有感染时，细菌可直接侵入肾脏引起感染。

二、护理

（一）护理评估

1.高热

患者一般体温多在 38～39℃，最高可达 40℃，血白细胞计数增高。

2.排尿异常

尿急、尿频、尿痛为最为常见的症状，患者还可能出现血尿或尿失禁、尿潴留等。

3.尿液异常

常见的尿液异常有细菌尿、脓尿、血尿等。

4.腰痛

临床常见症状。

（二）护理要点及措施

1.发热的护理

患者应绝对卧床休息。观察患者体温变化，并做好记录；给予药物及物理降温，如口服新癀片、温水或乙醇擦浴。如患者大量出汗，应注意其有无虚脱现象。保持皮肤清洁，患者出汗后及时更衣，注意保暖，防止再度受凉。

2.膀胱刺激征的护理

加强营养支持疗法，给予患者有营养、易消化的流食。增加患者饮水量，每日摄入量应在 2500 mL 以上，目的是增加尿量，促进细菌、毒素及炎症分泌物的排出。碱性药物可减轻尿路刺激症状，并能使尿液碱化不利于细菌生长，如碳酸氢钠；注意个人卫生，保持会阴部及全身清洁。患者应遵医嘱应用抗生素，并观察药物的不良反应和过敏反应。

3.正确留取尿标本

应在用抗生素前或停用抗生素 5 日后留尿标本。收集清晨尿。要保证尿液在膀胱内存留 6~8 小时。留尿标本前要充分清洗会阴部，保持尿液不受污染。留尿时要留取中段尿置于无菌试管内。留好的尿标本，要在 2 小时内做培养和计菌落数，以免有杂菌生长，影响判断结果。若有特殊情况，需将尿液冷藏在 4 ℃ 以下的冰箱内。

（三）健康教育

（1）养成良好卫生习惯，女性要保持外阴清洁，慎用盆浴。月经期、妊娠期及婴儿要特别注意讲卫生，防止上行感染。患有急性肾盂肾炎的妇女，治疗后 1 年内应避孕，以免怀孕而加重病情。

（2）急性肾盂肾炎或慢性肾盂肾炎急性发作期都应多饮水，同时要注意加强营养和锻炼身体。

（3）慢性肾盂肾炎后期，注意有无肾脏损害症状，如高血压、贫血、尿毒症。

（4）药物治疗后，注意有无药物的不良反应，如口服药物后引起恶心、呕吐、食欲减退等反应，询问医师后，方可改用其他药物治疗。

第四节　急性肾衰竭

急性肾衰竭（ARF）简称"急肾衰"，属临床危重症。该病是一种由多种病因引起的急性肾损害，可在数小时至数日内使肾单位调节功能急剧减退，不能维持体液电解质平衡和排泄代谢产物，而致高血钾、代谢性酸中毒及急性尿毒症综合征。住院患者急性肾衰竭的发病率约为5%，至今其病死率仍高达50%。

一、常见病因

传统的病因分类将急性肾衰竭分为肾前性、肾实质性和肾后性三大类。

（一）肾前性急性肾衰竭

肾前性急性肾衰竭也被称作"肾前性氮质血症"。发生率占急性肾衰竭的50%～55%。产生肾前性急性肾功能衰竭的根本原因是各种因素引起的有效循环血量减少，造成肾脏灌注压下降，使肾小球不能保持足够的滤过率，而肾实质的组织完整性却没有损害。

（二）肾实质性急性肾衰竭

肾实质性急性肾衰竭由肾实质病变所致，包括肾小球、肾小管间质及肾血管性病变，发生率占急性肾衰竭的35%～40%。根据病因和病理变化不同，引起肾性急性肾衰竭的原因可分为肾中毒型和肾缺血型两类。

（三）肾后性急性肾衰竭

尿流的梗阻可能发生在从肾脏到尿道途中的任何部位，而且应该是双侧性的尿流突然受阻，它包括肾盂、输尿管、膀胱、尿道的梗阻，如双侧输尿管结石、前列腺增生、膀胱功能失调，最终必然导致GFR的降低，其发生率在急性肾衰竭中约占 5%。这里要强调的是，对所有急性肾衰竭的患者，都应该想到有梗阻的可能，特别是尿液常规检查没有异常发现的患者。因为一旦解除梗阻，大部分患者便可完全恢复。

二、护理

（一）护理评估

1.病史评估

患者的发病经过，有无诱因，目前的主要不适及疾病特点。

2.水肿的评估

患者皮肤水肿的部位、程度、特点，有无出现胸腹腔积液、腹水征，有何伴随症状（有无出现尿量减少、头晕、乏力、呼吸困难、心搏加快、腹胀等）。

3.营养状况的评估

（1）人体测量法：人体测量指标包括体重、身高、骨架大小、皮褶厚度（标志身体脂肪）、中臂肌围（标志肌肉含量）、中臂肌直径和面积，以及身体脂肪百分比、标准体重百分比和体积指数。人体测量指标受体内容量状态的影响较大，不过其在评估营养状态的动态变化时有一定价值。

（2）主观综合性营养评估（SGA）：SGA 是一个可重复的、有效评价患者营养状态的指标。SGA 包括患者最近体重和营养摄入的变化、胃肠道症状、水肿情况、皮下脂肪和肌肉消耗程度、功能活动情况等。根据 SGA 可将患者的营养状况分为营养正常（A）、轻度（B）和中重度（C）营养不良三种情况。

4.生活自理程度评估

生活自理障碍分为三个等级：生活完全不能自理、生活大部分不能自理和生活部分不能自理。其中，生活完全不能自理是指生活不能自理进食、翻身、大小便、穿衣洗漱、自我移动等五项均不能自理的情形；生活大部分不能自理是指进食、翻身、大小便、穿衣洗漱、自我移动五项中的三项不能自理的情形；生活部分不能自理是指进食、翻身、大小便、穿衣洗漱、自我移动五项中的一项不能自理的情形。

5.知识缺乏程度评估

知识缺乏程度评估包括患者的理解力，知识水平，对急性肾衰竭知识的了解程度，患者是否能主动配合诊断性检查、治疗、护理。

（二）护理要点及措施

1.病情观察

（1）注意患者体温、呼吸、脉搏、心率、心律、血压等变化。

（2）患者有无心力衰竭、心律失常、感染、弥散性血管内凝血（DIC）发生。

（3）自理能力和需要，患者有无焦虑等异常心理。

2.一般护理

（1）保证患者卧床休息：休息时期视病情而定，一般少尿期、多尿期均应卧床休息，恢复期逐渐增加活动。

（2）营养护理：患者少尿期应限制水、盐、钾、磷和蛋白质的摄入量，供给足够的热量，以减少组织蛋白的分解。不能进食者从静脉中补充葡萄糖、氨基酸、脂肪乳等。透析治疗时患者丢失大量蛋白，所以不需限制蛋白质入量，长期透析时可输血浆、水解蛋白、氨基酸等。

（3）精确地记录出入量：患者口服和静脉进入量要逐项记录，尿量和异常丢失量如呕吐物、胃肠引流液、腹泻时粪便内水分都需要准确测量，每日定时测体重以检查有无水肿加重。

（4）严格执行静脉输液计划：输液过程中严密观察有无输液过多、过快引起肺水肿症状，并观察其他不良反应。

（5）预防感染：严格执行无菌操作，加强患者皮肤护理及口腔护理，定时翻身、拍背。此外，病室每日需紫外线消毒。

（6）做好家长及患者思想工作、稳定情绪，解释病情及治疗方案，以取得合作。

（三）预防

（1）任何原因的血容量不足均应及时纠正，保持每小时尿量在 30 mL 以上。

（2）及时有效地为患者处理感染与创伤，防止毒素和坏死组织进入血液，引起肾小管损伤或休克。

（3）对接触毒性物质的人员，要用安全有效的防护措施。

（4）慎重使用具有潜在肾毒性的药物，如造影剂、氨基糖苷类抗生素。

（5）对有肾脏疾病患者，一切治疗和护理均应注意保护肾脏。

（6）定期开展健康宣教，加强全民医学常识的教育，人人做到自我保护，及时就医。

（四）健康教育

（1）卧床休息，减轻体力消耗，以保障肾脏有足够的血液供应。

（2）情绪稳定，保持良好的心态。

（3）调节饮食，保持适当足够的营养摄入，量出为入，保持体液平衡；定时复查各项指标，防止电解质及酸碱平衡失调。

（4）定期复查：肾小管上皮细胞功能恢复较慢，患者常需数个月后才能恢复，此期间应注意休息，定期复查肾功能。

（5）提供图文资料，向患者介绍疾病发生、发展规律及自我监测的注意事项。

第五节　糖尿病肾病

糖尿病肾病是糖尿病患者最主要的微血管病变之一。糖尿病肾病是一个严重的糖尿病慢性并发症，是我国继发性肾小球疾病中一种非常多见的疾病，也是导致终末期肾衰竭的一个重要原因。通常说的糖尿病肾病是指糖尿病性肾小球硬化症，是一种以血管损害为主的肾小球病变。已证明胰岛素依赖型或非胰岛素依赖型糖尿病患者中有 20%～30%的患者会发生肾病，终末期糖尿病肾病已占肾透析治疗的 50%以上。

一、常见病因

糖尿病肾病发病原因十分复杂，包括众多参与因素。总体来说，它是起始于糖代谢障碍所致的血糖过高，在一定的遗传背景及一些相关的获得危险性因子的参与下，通过启动许多细胞因子的网络，最终造成全身一些重要器官的损害，其中肾脏损害即为糖尿病肾病。糖尿病肾病病因包括以下几种。

（一）遗传因素

遗传因素与糖尿病肾病发生有十分密切的关系。在男女两性中，无论是胰岛素依赖型糖尿病，还是非胰岛素依赖型糖尿病，男性发生糖尿病肾病的比例一般较女性高。

（二）肾脏血流动力学异常

在 1 型糖尿病肾病中约 1/2 的病例 GFR 上升 25%～50%。在 2 型糖尿病肾病中，GFR 过高不仅表现为基础值较常人增高，还表现为增加蛋白质摄入后，上升的程度更为显著，除 GFR 过高以外，肾血流量在本病中也显著升高。

（三）血糖过高引致代谢改变为影响糖尿病肾病发生的关键

不少临床试验证明，糖尿病肾病的发生与血糖控制情况有关。血糖主要通过影响肾脏血流动力学及代谢异常造成对肾脏的损害，其中代谢异常损害的机制主要有肾组织糖代谢紊乱。

（四）高血压

几乎任何糖尿病肾病均伴有高血压。在 1 型糖尿病肾病中高血压与蛋白尿平行发生；在 2 型糖尿病肾病中则常在糖尿病肾病发生前出现。

（五）血管活性物质代谢异常

（1）血管紧张素系统激活。

（2）内皮系统代谢异常。

（3）前列腺素的代谢异常。

（4）生长因子代谢异常。

二、护理

（一）护理评估

（1）高血压：90%以上的患者有高血压。

（2）蛋白尿：常为本病早期最主要的临床表现。由早期的微量蛋白尿、间歇性蛋白尿发展到后期持续性蛋白尿，直至出现肾脏器质性改变。

（3）肾功能改变：糖尿病后期50%～70%的患者有肾功能损害。持续性大量蛋白尿患者，其肾功能呈进行性恶化，约25%糖尿病后期患者发生终末期尿毒症。

（4）视网膜病变，如眼底出血、血管硬化。

（5）神经病变，如累及自主神经时，膀胱反射功能减退导致排尿困难、尿潴留。

（6）血管病变，如心力衰竭或心肌梗死。

（7）水肿：早期糖尿病肾病患者一般没有水肿，少数患者在血浆蛋白降低前可有轻度水肿，当24小时尿蛋白超过3 g时，水肿就会出现。明显的全身水肿仅见于糖尿病肾病迅速发展者。

（8）贫血：有明显氮质血症的糖尿病患者可有轻度至中度的贫血，用铁剂治疗无效。贫血由红细胞生成障碍所致，可能与长期限制蛋白饮食、氮质血症有关。

（二）护理要点及措施

1.一般护理

（1）为患者提供安静并且没有感染的休养环境。

（2）向患者及其家属讲解糖尿病的危害，通过控制血糖，减轻糖尿病肾病的病理改变。

（3）病情轻的患者注意劳逸结合，无高血压、水肿不明显、无肾功能损害、尿蛋白不多的患者，可适当进行体育锻炼以增强体质，预防感染；水肿明显、血压较高的患者或肾功能不全的患者，应卧床休息，按病情给予相应的护理级别。

（4）监测患者体重，每日2次，每次在固定时间穿着相同衣服测量。

（5）记录患者24小时出入量，限制水的摄入量，水的摄入量应控制在前1日尿量+500 mL为宜。

（6）观察患者尿量、颜色、性状变化，如有明显异常，应及时报告医师，每周至少化验尿常规和尿比重1次。

（7）注意观察患者的血压、水肿、尿量、尿检结果及肾功能变化，如出现少尿、水肿、高血压，应及时报告主管医师给予相应的处理。

（8）注意观察患者神志、呼吸、血压、心率的变化，注意高血压性脑病、心功能不全的先兆症状。

（9）密切观察患者的生化指标，观察有无贫血、电解质紊乱、酸碱失衡、尿素氮升高、血糖变化等情况。如发现异常，应及时报告医师处理。

（10）指导使用胰岛素的患者根据血糖、尿糖计算胰岛素的剂量。

（11）密切观察患者的病情变化，监测患者尿糖、尿蛋白、尿酮体、肾功能、血钾的变化，观察患者呼吸的频率和深度，有无库斯莫尔呼吸，有无烂苹果气味，有无恶心呕吐，"三多一少"（即"多饮、多食、多尿、体重减少"）症状是否加重，如发现异常应立即通知医生遵医嘱给予处理。

2.皮肤护理

（1）糖尿病肾病患者皮肤内含糖量增加，适宜细菌繁殖，血糖增高，血液中嗜中性粒细胞移动缓慢，杀菌能力降低，加上机体形成抗体的能力下降，故常并发皮肤化脓性感染、真菌感染，应加强患者的皮肤护理，保持皮肤清洁，勤换衣服，皮肤干燥者可涂油保护，并及时治疗毛囊炎。

（2）糖尿病肾病患者常伴有血管病变，可引起肢体缺血或血管栓塞，在感染和外伤的基础上极易发生组织坏死，容易合并足部坏死。

（3）创面处理，切除坏死组织，彻底清创，每日换药 1 次，为患者换药时用生理盐水和 3% 的过氧化氢溶液冲洗。

（4）每晚用温水（40℃）泡脚 20 分钟。泡后用软毛巾轻轻擦干，防止任何微小的损伤，忌用热水袋，以免烫伤。

（5）趾甲不宜过短，以免损伤甲沟引起感染。

（6）经常观察患者足背动脉搏动、皮肤色泽及弹性，及时发现缺血现象。

（7）避免各种外伤，如摔伤、挤压伤，鞋带松紧要适宜，鞋口不要太紧。

（8）做好患者皮肤清洁护理，特别是会阴部疖肿的患者，尽量用软垫支撑起受摩擦部位，减少活动防止摩擦。

3.水肿护理

（1）糖尿病肾病患者因长期低蛋白，常发生水肿，加上小血管病变引起的组织营养不良易导致皮肤破损甚至压疮。

（2）卧床休息时应避免局部长时间受压，每 2 小时协助翻身 1 次，协助翻身时应避免拖、拉、拽等动作，特别是在协助需要便盆的患者时，动作要轻柔，以免擦伤皮肤。

（3）由于患者体内蛋白的丢失、长期水肿和循环障碍，皮肤抵抗力和愈合力降低、弹性渐丧失，容易受损伤，所以患者应经常擦洗和翻身，并保持被褥干燥平整，每日用 50℃ 的温水擦背及骨突处，以免发生压疮。

（4）定时观察并按摩患者容易发生压疮的部位。

（5）适当抬高患者肢体，加快静脉回流以减轻水肿。

（6）对水肿轻者限制活动，重者应卧床休息并抬高下肢。

（7）对已发生压疮者，按常规治疗。

4.饮食护理

（1）教会患者及其家属根据标准体重、热量标准来计算饮食中的蛋白质、脂肪和糖类的含量，并教会患者如何分配三餐食物及合理安排膳食结构。对肾功能不全的患者，可控制植物蛋白的摄入，以减轻肾脏负担。

（2）根据患者的具体情况，与营养师一起根据其体重、病情计算出每日所需的热量及糖类、蛋白质、脂肪的比例，并按照要求提供食物，鼓励患者按时按定量进餐。

（3）为患者提供优质高蛋白饮食，如牛奶、鸡蛋、鱼类等，肾功能不全时要控制植物蛋白的摄入。

（4）患者既要保证平日膳食中糖类的摄入，又要控制糖类的摄入，控制血糖，通过提供足够的热量以减少自体蛋白质的分解。

（5）限制钠的摄入，患者每日膳食中钠应低于 3 g，少尿时应控制钾的摄入，保证全面营养。

5.心理护理

（1）安慰患者，鼓励患者讲出心中的感受，以消除紧张情绪，保持思想乐观，情绪稳定。

（2）主动向患者介绍环境及同病室的病友，消除患者的陌生感和紧张情绪。

（3）耐心向患者解释病情，使患者认识到糖尿病目前尚无法得到根治，如果控制不佳可以导致糖尿病肾病，糖尿病肾病应严格按糖尿病饮食进行治疗，还要注意肾功能的变化，大多数糖尿病肾病可以通过治疗得到控制。

（4）向患者解释使用胰岛素的好处，通过使用胰岛素可以降低血糖有利于肾病的恢复。

（5）增加患者的探视次数，必要时留家人陪伴。通过良好的思想沟通，减轻患者的思想压力，有利于病愈。

（三）健康教育

（1）患者出院后随身带有卡片，记录姓名、年龄、住址、诊断证明，目前所用药物和剂量，携带急救盒，以便在低血糖抢救时参考。

（2）避免过劳、外伤、精神创伤，患者应保持情绪稳定，按时服药，避免受凉感冒及各种感染。在呼吸道感染疾病流行期，患者应尽量少到公共场所。

（3）督促、检查、协助患者及其家属完成糖尿病的自我监测，按要求完成尿糖、血糖的测定，以便为调整用药提供依据。

（4）督促患者按医嘱服药，并注意观察其治疗效果，要严格控制血糖和尿糖，一般来说，空腹血糖应控制在 5.6～7.8 mmol/L，合并高血压者应把血压控制为收缩压 16.7～17.5 kPa、舒张压 10.5～11.5 kPa。

（5）指导饮食。低蛋白饮食可减少肾小球的滤过率，还可使尿蛋白排出量减少，故目前多主张低蛋白饮食。1 期患者蛋白摄入量控制在每日每千克体重 1 g，2 期患者以每日每千克体重 0.6～0.8 g 为宜，并以动物蛋白为主。

（6）利尿药的应用。对有水肿的患者，可按医嘱使用利尿药，同时适当限制水和钠的摄入，以减轻肾脏负担。

（7）防止泌尿道感染。泌尿道感染会使糖尿病加重，最后导致肾衰竭。因此，积极预防和治疗泌尿道感染非常重要。要搞好个人卫生，尤其是女性要注意会阴部的清洁卫生。对有感染者，应查明感染细菌或做药敏试验，选择适当的抗生素进行治疗。

（8）定期做尿微量白蛋白监测，尿常规、肾功能检查，以便及时掌握病情变化。

（9）注意保护肾脏功能，避免使用对肾脏有损害的药物及造影剂。

（10）尽量避免泌尿道各种器械检查及导尿，以免诱发感染。

参考文献

[1]吴欣娟，张晓静．临床护理常规[M]．北京：人民卫生出版社，2012．

[2]韩慧娟，吴秋霞，邸红军．实用专科护理手册[M]．北京：人民军医出版社，2013．

[3]何进姣．最新消化内科临床护理操作细节与优质护理服务规范及护士长工作必备手册[M]．北京：人民卫生出版社，2012．

[4]皮红英，朱秀勤．内科疾病护理指南[M]．北京：人民军医出版社，2013．

[5]任辉，向国春．临床常见症状体征观察与护理[M]．2版．北京：人民军医出版社，2011．

[6]王建荣，周玉虹．外科疾病护理指南[M]．北京：人民军医出版社，2012．

[7]王晓军，许翠萍．临床急危重症护理[M]．北京：中国医药科技出版社，2011．

[8]王欣然，杨莘，韩斌如．急危重症护理手册[M]．北京：北京科学技术出版社，2012．

[9]席淑华．实用急诊护理[M]．2版．上海：上海科学技术出版社，2012．

[10]周立，席淑华．危重症急救护理程序[M]．2版．北京：人民军医出版社，2011．